你的心痛我在乎

我在乎

图解冠心病的预防与治疗

预防与治疗

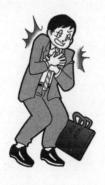

〔日〕三田村秀雄◎监修

（国家公务员共济工会联合会立川医院院长）

周志燕◎译

中国轻工业出版社

前言

由心脏病导致的心源性猝死，是一种会使人突然倒下的可怕疾病。它同时也是一种会让逝者的家人和朋友无比震惊并陷入深深悲伤中的疾病——他们常会发出这样的质疑声：几分钟前还好好的，怎么可能突然就出事了？！

每年心脏病患者的数量都在不断增加。在日本，心脏病已成为排在癌症之后的第二大死亡原因。而在中国，心血管疾病致死率是高于癌症的，是第一大死亡原因。虽然这是一种患者以老人居多的疾病，但现在30～40岁年富力强的青壮年心脏病患者数量正在增加，甚至有的青年人也已经患上了心脏病。

心绞痛和心肌梗死是最常见的两种心脏病，是"冠心病"的家族成员。冠心病是由给心脏供给血液的冠状动脉硬化、堵塞引发的"生活习惯病"，是心脏病的一种。虽然动脉硬化的程度存在个体差异，但随着年龄增长，动脉硬化不断发展，以致冠状动脉不断变狭窄，就会引发心绞痛；而冠状动脉突然被堵住，就会引发心肌梗死。

没有自觉症状是动脉硬化患者必须面对的一个棘手问题。其实，大家可以通过改善生活习惯，在一定程度上控制动脉硬化的病情发展。不过，一旦出现由急性心肌梗死导致的心室颤动的心律失常，心脏就可能在瞬间停止工作。这也是冠心病的恐怖之处。

本书用浅显易懂的语言对容易导致猝死的冠心病进行了解说，还介绍了治疗冠心病的最新方法、心脏复健方法、日常生活中的注意事项、心脏病发作时的应急治疗法和自动体外除颤仪（AED）的使用方法。

若本书能使心脏病患者及其家人受益，我将深感荣幸。

三田村秀雄

国家公务员共济工会联合会立川医院院长

2015年6月

目录

第2章 心脏的功能与动脉硬化的真面目

有助于预防心肌梗死、心绞痛的检查与诊断

心肌梗死、心绞痛的最新治疗方法

⚪ 治疗方针

⚪ 药物疗法

⚪ 外科疗法

⬡ 心脏康复

 有助于预防心肌梗死、心绞痛的日常生活方法

⬡ 总论

⬡ 饮食

⬡ 运动

第**7**章 心脏病发作时的应急方法

专栏

第1章

由冠心病导致的
心源性猝死

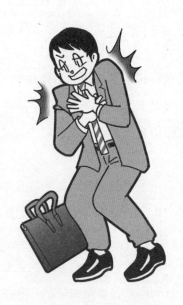

心脏病已成为主要的死亡原因之一

　　日本人的三大死亡原因分别是癌症（排在第1位）、心脏病（排在第2位）、肺炎（排在第3位）。虽然在1985年之前，脑血管疾病（脑卒中，包括脑梗死、脑出血等）一直排在第1位，但1985年之后癌症上升成了第一大死亡原因。在中国，2009年以来心血管疾病排在第一位。

　　如果单纯从数据来看，我们可以得出这样的结论：大多数日本人因癌症而死。但事实是，随着医疗技术的进步，癌症死亡率已呈下降趋势。由癌症导致的死亡者居多，是因为日本老龄化非常严重，而免疫力下降的老人最容易患上癌症。还有一点也能说明日本的老龄化日趋恶化：从2011年起，肺炎跃居为死亡原因的第3位。这是从传染病应对策略相对滞后的1951年以来，相隔60年后肺炎再次跃居为死亡原因的第3位。

　　接下来，言归正题。将要谈论的是在日本排在死亡原因第2位的心脏病。因为在日本统计癌症死亡数量的时候，统计的是发生在各内脏器官和各组织中癌症的总数，所以癌症是第一死亡原因。但如果只统计因某个内脏器官出现问题导致死亡的话，心脏病则是排在第一位的。且在心脏病中，心绞痛和心肌梗死的患病人数在近年来呈上升趋势，而这两种疾病是冠心病家族的两大重要成员。

或许有人一听到心脏病这三个字，在觉得恐怖的同时会发出这样的疑问：有那么多人得心脏病吗？其实，无论是心绞痛，还是心肌梗死，都是由冠状动脉异常引发的。

所谓冠心病，是一种因冠状动脉发生粥样硬化，血管变窄，甚至被堵塞，血液无法顺利抵达心脏，进而导致心肌缺血、缺氧或坏死引发的心脏病。

日本按主要死因统计的死亡比例

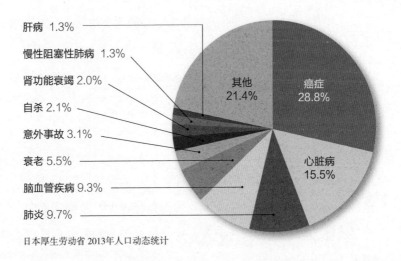

肝病 1.3%
慢性阻塞性肺病 1.3%
肾功能衰竭 2.0%
自杀 2.1%
意外事故 3.1%
衰老 5.5%
脑血管疾病 9.3%
肺炎 9.7%

其他 21.4%
癌症 28.8%
心脏病 15.5%

日本厚生劳动省 2013年人口动态统计

中老年人与青年人猝死原因不同

据统计日本约有两成人死于猝死。所谓猝死，即自然发生，出乎意料的死亡。猝死的定义有很多，世界卫生组织（WHO）给出的定义是，发病后6小时内死亡。

约有六成猝死是由急性心肌梗死、心绞痛、心律失常、心肌病、心瓣膜疾病、心力衰竭等心脏病引起的心源性猝死。大部分心源性猝死都是在出现症状后1小时或更短时间内死亡。因此，这种死亡在日本也被称为"瞬间死亡"。

现在，日本每天约有200人（每年约有7万人）死于心源性猝死。而在这些人中，约有六成是因冠心病（心绞痛、心肌梗死等）而死。虽然这些人都是因为心脏出现一些异常而死亡，但中老年人和青年人的病情及临床表现并不相同。大多数中老年心源性猝死的病因是心肌梗死及不稳定型心绞痛。

因某些原因引发冠状动脉痉挛进而引起血管闭塞并使血流停滞不前是心绞痛的发病原因之一。有些人在感冒后可能出现心肌炎，这也可能引起心源性猝死。青年人大多因患上容易在运动中发病的肥厚型心肌病而猝死，尤其是亲属中曾有因肥厚型心肌病而猝死的人，这样的人发生猝死的危险系数更大。心源性猝死者大多因刚才提到的冠心病发作，而其中直接促使心脏停止跳动的大多是心室颤动这种心律失常。

引发心源性猝死的主要原因

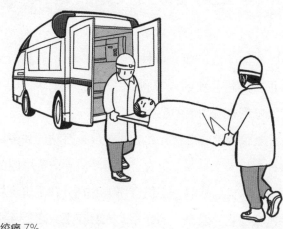

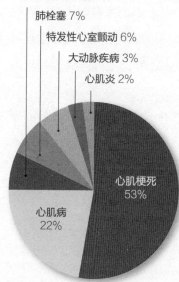

不稳定型心绞痛 7%

肺栓塞 7%

特发性心室颤动 6%

大动脉疾病 3%

心肌炎 2%

心肌梗死
53%

心肌病
22%

数据总结自因心血管性心脏骤停被送至日本千叶北总医院进行心肺复苏治疗的121例15岁以上患者
（Kobayashi N：Circ J 77：673.2013）

17

心脏停止跳动的直接原因是心室颤动

我们无法得知心源性猝死者在死前有什么感受，但现在很多即将猝死的人都得到了及时的救治，可以向他们询问心脏停止跳动前的感受。

直接导致心源性猝死者心脏停止跳动的大多是心室颤动这种心律失常。一旦负责全身血液供给的心脏因冠状动脉堵塞造成缺血、缺氧，心肌会在大约15分钟后出现坏死，心脏必然会停止"泵血"的作用，人会在不久之后死亡。心脏功能一旦下降，患者便会因脑部等供血不足而陷入休克。有时候，也会因原本应流向心脏的血液因肺动脉主干或分支被堵塞而出现"淤积"，并引起肺循环障碍，患者进而因呼吸困难而死亡。

当心肌开始坏死后，心脏便会出现心室颤动。这就会导致血压在瞬间下降。血压下降之后，人会在3~5秒出现头晕症状，5~10秒后因失去意识而倒地，20~30秒后呼吸也会停止。虽然在人体出现心室颤动的状态下，心脏还在跳动，但其实心脏已处于停止工作的状态了，因为其已无法将血液输送出去。

心源性猝死是这样发生的

心脏并不会因为心肌梗死发作就马上停止跳动。下面以图解的方式为大家解释心肌梗死发作后的病情变化过程。

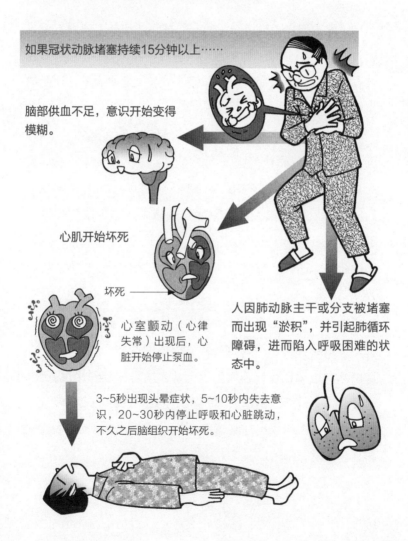

如果冠状动脉堵塞持续15分钟以上……

脑部供血不足，意识开始变得模糊。

心肌开始坏死

坏死

心室颤动（心律失常）出现后，心脏开始停止泵血。

人因肺动脉主干或分支被堵塞而出现"淤积"，并引起肺循环障碍，进而陷入呼吸困难的状态中。

3~5秒出现头晕症状，5~10秒内失去意识，20~30秒内停止呼吸和心脏跳动，不久之后脑组织开始坏死。

出乎意料的陷阱：精神压力与心脏病

研究发现精神打击是导致心源性猝死的一大原因。一般认为，关乎生命的恐怖体验以及极度的不安、悲伤、恼怒、厌恶等情绪，不仅会给心脏和脑部带来强烈的刺激，还会加速动脉硬化恶化。

文献报道，在日本阪神大地震和东日本大地震发生后，患冠心病、创伤后应激障碍等疾病的日本人增加了不少。灾区自不用说，连地震未波及的地区，有些人在看到电视上的灾情报道后，都患上了急性应激障碍或出现了抑郁症加重的情况。

此外，还曾经有因为自己所爱之人离世而产生丧失感导致猝死的例子。

大家是否还记得1993年发生在日本的"多哈悲剧"？所谓"多哈悲剧"就是在世界杯亚洲区的最后一场预选赛上，日本队因惨遭伊拉克队压哨扳平而无缘参加1994年世界杯。当时，很多日本人都在电视前观看了这场比赛。之所以称之为悲剧也是因本场比赛刚播出不久，因心肌梗死发作而住院的日本人便急剧增加，并为众人所知。

精神打击和疲劳过度是重要原因

　　除了精神打击等急性压力外，有时，工作上的纠纷和压力、人际关系问题、经济方面的问题、生病等慢性压力也会造成心源性猝死。

精神打击

　　在电视或网络上看到灾难现场、战争场面或格斗场景等，都能间接成为一次悲惨事件的压力体验。此外，因自己所爱之人离世而产生的丧失感也会变得极度绝望，并带给我们压力。

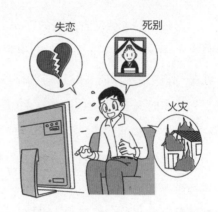

疲劳过度

　　现在的上班族每天被迫乘坐挤满人的地铁、公交车，长时间加班，假日也无法休息，结果是不论身体还是精神，都会积聚巨大的压力。长此以往，可能会导致人们因心脏病或脑出血等疾病猝死。

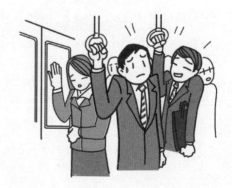

睡眠时间不足5小时，猝死的危险程度便会增加

据日本厚生劳动省开展的猝死研究显示，猝死发生频率最高的时间段是睡眠期间（有很少人在发生性行为期间猝死），其次是洗澡时、休息时和排便时。此外，也有部分人是在乘车时失去意识（不省人事）的。

人在睡觉期间应该是副交感神经兴奋，交感神经抑制，但有的人的心跳却会因自主神经紊乱（交感神经突然变得十分活跃）而加快。一般认为，如果患有心律失常等疾病，心率的急剧变化还会诱使身体出现心室颤动，甚至导致死亡。

虽然睡眠时间存在个体差异，但已有研究表明，如果长期全天睡眠时间在6小时以下，人们患脑部疾病、心脏病的风险便会增加；如果全天睡眠时间在5小时以下，风险则会进一步上升。

现实中也有平时身体没有不适且体检也正常的人出现失眠的例子。此外，由睡眠不足导致的猝死还涉及其他原因。

感冒、温度变化是猝死一大原因

有时寒冷、感染、药物等外在刺激也会变成压力，诱使人发生心源性猝死。

在睡眠期间也会发生急性心力衰竭

急性心力衰竭大多是由急性心肌梗死所引起的，但有些时候感冒等疾病、疲劳过度、压力大也会成为急性心力衰竭的诱因。而在其发生前，因肺中积存瘀血，支气管处于被压迫的状态，可能还会出现类似哮喘的症状。

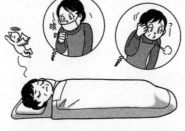

要注意冬季浴室、厕所与其他房间的温差

我们尤其要注意冬季时浴室、厕所与其他房间的温差。一到12月至来年1月，在洗澡或上厕所时心脏停止跳动的人会有所增加。由"暖气效果很好的房间→寒冷的浴室→很热的洗澡水"的温度骤变导致的血压猛涨猛落，可能引发心肌梗死、脑卒中。

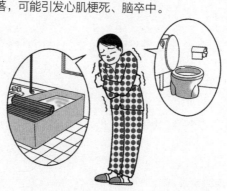

必须在学校和体育场馆配备自动体外除颤仪

众所周知，在马拉松等运动比赛中常发生猝死事件。而且，随着参加马拉松比赛的人越来越多，在马拉松比赛中猝死的人数也在不断增加。

2009年，日本演员松村邦洋在参加"东京马拉松"时，在跑了约15千米时突然倒下，并随后暂时陷入了心跳和呼吸骤停的状态。幸好当时工作人员用能给予电击的自动体外除颤仪（AED）对他进行了紧急处理，使他恢复了心跳。据报道，他这次晕倒是因急性心肌梗死导致的心室颤动，这属于急性疾病，而非老毛病。据说在参加比赛之前他就曾担心地说："100千克的体重，能跑得了吗？"

一般认为，心跳停止3分钟，呼吸停止10分钟后再进行抢救，死亡率会超过五成。松村邦洋之所以能得救，是托了抢救及时的福。

而2011年，日本职业足球运动员松田直树在训练时也因急性心肌梗死发作而倒下，在心跳呼吸骤停的状态下被送至医院抢救。可惜的是由于抢救不及时，最终无法恢复意识，才34岁的他，2天后离开了人世。

在足球界，像松田直树这样因心脏病而猝死的现役球员并不少见。

日本足球协会已下发此项规定：从2012年起，比赛场所和训练场所必须常备自动体外除颤仪（AED）。在该规定下发后，包括足球界在内的日本各地民众对自动体外除颤仪的关注度不断提升。而且，大众对猝死抢救的必要性也有了更深的理解。

据说松田直树为了提升肌肉力量，在比赛淡季主要吃肉食。而且由于平时喜欢吃快餐和甜食，他曾因此短时间内增重5~6千克。虽然过去因心肌梗死而死亡的日本人并没有那么多，但这些年日本在饮食西方化的影响下，因心肌梗死而死亡的人的增长幅度和西方人已趋进相同。

研究发现由血液黏稠度上升引发的心肌梗死（发汗可促使血液黏稠度上升）、由交感神经的兴奋引发的心律失常等，是促使人在运动期间猝死的主要原因。从年龄上来看，运动时发生猝死的人以10～19岁的青少年最多，其次是50～59岁的人。由于青少年在参加学校的俱乐部活动或上体育课时有可能会发生猝死，学校必须建立一套能有效应对突发情况的急救体制。有统计显示，60岁以上的人，相比跑步，打高尔夫和登山更容易发生猝死。中老年人在参加运动会时，能否持有"不注重比赛成绩，只求乐在其中"的良好心态，是十分重要的。

运动也要注意安全

运动有助于我们维持健康。但是，当已经出现胸痛、气喘、心悸、头痛、关节痛等自觉症状时，就要多加注意了。因为这些症状的出现意味着你的心脏很可能会在运动期间出现问题。

急速增加的城市跑步者

随着城市跑步者的增加，跑步时发生的猝死事件也在不断增多。一般，跑步者在跑步前应先提升自己的体力、肌肉力量、心肺功能，让自己具备跑步所需要的身体条件。

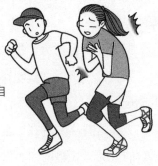

现役运动员也是猝死高危人群

在美国，篮球运动员和足球运动员的猝死危险度很高。在欧洲，也是足球运动员的猝死危险最高。研究发现年轻运动员在运动中突然出现心室颤动，大多是由肥厚型心肌病引起的。

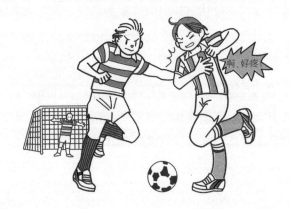

在烈日下打高尔夫球，危险度最高

人们一般会认为打高尔夫球是一项比较理想的有氧运动，其实它导致猝死危险度是最高的。在连续工作繁重或长期缺乏运动的情况下，抽空在烈日下打高尔夫的人，猝死大多是由脱水引发的。同理，对于老人而言，打门球也是一项危险的运动。

18岁以下的青少年参加有外力冲撞运动时要小心

近年来，在棒球、足球等体育场或空手道等武术比赛场地，因球撞击胸部或拳头直击胸部而死亡事故数量正在不断增多。人们也逐渐意识到，外力冲撞心脏会诱发心室颤动。

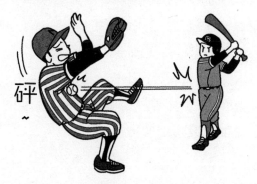

安全运动，要遵守的四大准则

为了预防运动时发生猝死，我们必须遵守四大准则：①身体不适时不运动。②不做超过自身体力的运动。③在运动前做准备运动，在运动后做整理运动。④如果运动时感觉身体出现异常情况，要马上停止运动。

导致猝死的其他疾病

正如前面所说约有六成以上的猝死是由心脏病发作引发的。那么除心脏病之外，容易引发猝死的疾病还有蛛网膜下腔出血、脑出血、急性主动脉夹层、经济舱综合征、支气管哮喘、消化系统疾病等。

所谓经济舱综合征，即人在长时间坐飞机后，一下飞机便会突然陷入呼吸困难或休克的状态——该综合征甚至会导致人猝死。分析其原因，主要是因为人长时间坐在狭窄的椅子上，因腿部的血液循环变差就容易在静脉中形成血栓，而形成的静脉血栓会在人下飞机开始步行后与腿部的血管分离，随着血流到达肺部，进而导致呼吸困难，造成猝死。

东日本大地震发生后，日本出现了多名经济舱综合征患者。由此做出这样的推断，长期居住在狭窄的空间以及精神压力过大等都是该病的诱发因素。

导致经济舱综合征的其他原因

除了坐经济舱外，长时间坐商务舱以上等级的座位或公交车、私家车中的座位，或长时间伏案工作，都可能使人发生经济舱综合征，因此要特别注意。

长时间开车也容易患上经济舱综合征

当在膝盖附近的静脉中形成的"深静脉血栓"和因脱离血管的血栓堵住肺部血管而形成的肺栓塞同时出现时，人就会陷入呼吸困难的状态。

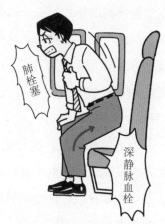

肺栓塞

深静脉血栓

经济舱综合征的预防方法

核对一下吧
☐ 穿宽松的衣服，让身体感到轻松
☐ 不让身体受凉
☐ 不暴饮暴食
☐ 给身体适度补充水分
☐ 定期活动腿脚，做拉伸运动

29

最近，日本30~49岁的女演员患脑梗死的消息被接连不断地报道出来。而在这之后，人们把关注点都放在了青年脑梗死上。其实这种脑梗死不仅只和年龄有关。

普通的脑梗死，主要是由动脉硬化引起的。肥胖、高血压、高脂血症等引发的动脉硬化不断恶化，结果造成因脑血管堵塞或形成血栓而引发脑梗死。青年脑梗死则不同于普通的脑梗死，它一般是由抗磷脂抗体综合征或烟雾病等引发的。

以上这些病名，我们都不常听到。但其实，无论哪个，都是容易诱发血栓的疾病，都可能引发脑梗死。如果中老年人患有这些疾病，即使动脉硬化未发展恶化，患上脑梗死的危险也会变高。

虽然因脑梗死而猝死的人并不是很多，但如果同时患有蛛网膜下腔出血，猝死的发生率就会升高。另外，脑梗死是一种留下后遗症概率很高的疾病。据统计，约有六成脑梗死患者在发病后出现了偏瘫、轻度认知障碍等后遗症。而且，脑梗死往往会复发，每次复发，病情都会加重。

有时，当主动脉破裂或形成主动脉夹层、消化道出血后，人也会在瞬间失去意识。但是，如果只是消化道出血，还有一些时间可供抢救。

导致猝死的其他原因

　　虽然青年人患脑梗死的数量正在不断增加中，但要说和猝死的联系，还是脑出血和蛛网膜下腔出血导致猝死的危险性更高一些。这些疾病中老年人自不用说，年轻人也应提高警惕。

容易导致猝死的
蛛网膜下腔出血

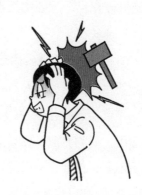

　　蛛网膜下腔出血，指的是覆盖在脑表面的蛛网膜的内侧出血。该部位出血大多由脑动脉瘤（瘤长在脑动脉的某个部位）破裂引发。其特点是，就像被人用榔头敲击头后部一样，患者能感受到强烈的头痛。

开车时脑出血发作，
会酿成交通事故

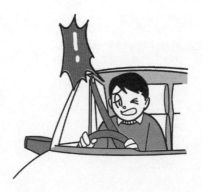

　　有人会因脑梗死、脑出血、蛛网膜下腔出血在开车时突然发作而失去意识，酿成一场严重的交通事故。而且，将多人卷入其中的事故或撞到电线杆的事故并不少见。

心脏出故障的主要原因是冠状动脉硬化

引发冠心病（心绞痛、心肌梗死等）的原因是冠状动脉的动脉硬化。动脉硬化是指血管壁变硬变厚而失去原本有弹性的一种状态。

动脉会随着年龄的增长不断硬化。但是，人上了年纪，动脉硬化的程度是因人而异的。

导致动脉硬化的原因有很多，最主要的4大危险因素是高血压、高脂血症、糖尿病和吸烟。这4大危险因素和肥胖、运动不足、精神压力大等因素互相影响。此外，睡眠呼吸暂停综合征、甲状腺激素水平异常、贫血等容易导致心脏出问题的疾病，也越发受人关注。现在人们已经知道，身体存在的危险因素越多，动脉硬化的进展速度就会越快，发生心源性猝死的风险也会更高。

冠心病的危险因素

虽然动脉硬化从20~39岁就开始出现，并逐渐发展，但我们感受不到任何自觉症状。有症状出现的时候大多是动脉硬化已发展到相对严重程度的时候，且多数会以心绞痛或心肌梗死发作的形式表现出来。

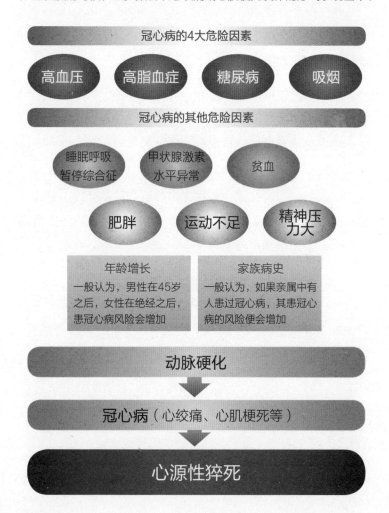

出现这些自觉症状，需要特别注意

我不得不告诉大家一点：一旦你的心肺停止运转，即使你的家人或朋友就在身边并马上把你送到医院抢救，想要得救也是一件非常困难的事。

如果患者本身有自觉症状，在诊断结果出来后，可以通过治疗在某种程度上控制病情的发展。但是，如果患者即使定期做体检或做全面体格检查，也没发现潜在性心脏病，就很难预防心源性猝死的发生了。

虽说如此，但导致心源性猝死的冠心病是一种不断发展的动脉硬化引发的"生活习惯病"，因此通过定期做体检或消除一些冠心病的危险因素（见33页）——哪怕只消除一小部分——也有助于预防心源性猝死。

从下一页开始，我列出了心脏出现问题时身体经常出现的一些主要症状。如果能在早期发现这些症状并进行治疗，就有望预防心源性猝死的发生。快来核对一下吧！

疑似冠心病的症状

一种没有充足的血液供给心脏的状态。

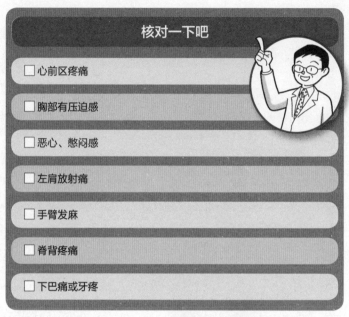

核对一下吧

☐ 心前区疼痛

☐ 胸部有压迫感

☐ 恶心、憋闷感

☐ 左肩放射痛

☐ 手臂发麻

☐ 脊背疼痛

☐ 下巴痛或牙疼

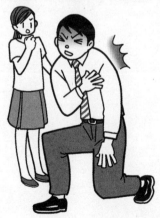

出现迄今为止从未有过的强烈胸痛，要特别注意

疑似心力衰竭的症状

一种因心脏的泵血功能下降而出现各种症状的状态。

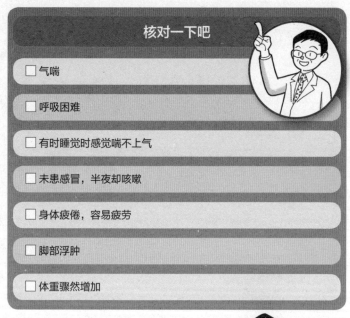

核对一下吧

- ☐ 气喘
- ☐ 呼吸困难
- ☐ 有时睡觉时感觉喘不上气
- ☐ 未患感冒，半夜却咳嗽
- ☐ 身体疲倦，容易疲劳
- ☐ 脚部浮肿
- ☐ 体重骤然增加

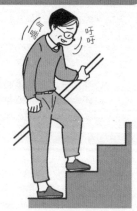

一上楼便气喘

疑似心律失常的症状

一种因心脏的电传导系统出现问题而使心跳次数、心跳节奏无法保持稳定的状态。

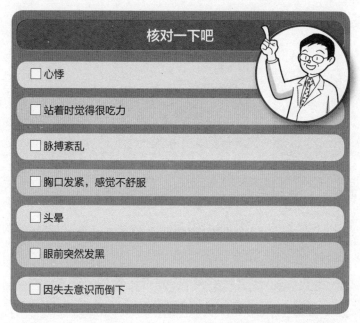

核对一下吧

☐ 心悸

☐ 站着时觉得很吃力

☐ 脉搏紊乱

☐ 胸口发紧，感觉不舒服

☐ 头晕

☐ 眼前突然发黑

☐ 因失去意识而倒下

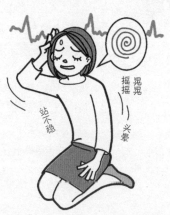

头晕，站不稳，
站着时觉得很吃力

站不稳　摇摇晃晃　头晕

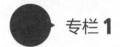

专栏 **1**

请掌握一些心脏知识，好好呵护心脏

心脏主要由肌肉组织构成。在了解心脏的结构和功能后，好好呵护心脏吧！

位置	位于胸骨的左后侧，两片肺叶之间
大小	比本人的拳头稍大一点
重量	成年男子的心脏255～345克重
构造	心脏的内部由四个腔（左心房、右心房、左心室、右心室）和四个瓣膜（肺动脉瓣、三尖瓣、二尖瓣、主动脉瓣）构成
作用	心脏壁主要由心肌构成。心脏通过心肌的收缩和舒张发挥泵血的作用，将动脉血（富含氧气和营养素）送至全身，并使血液在全身循环流动
搏动	心脏每分钟跳动60~80次，一直处于反复收缩、舒张的状态，每天的跳动次数在10万次左右。跳动的节奏由自主神经（交感神经和副交感神经的相互平衡和制约）控制

第 **2** 章

心脏的功能与动脉
硬化的真面目

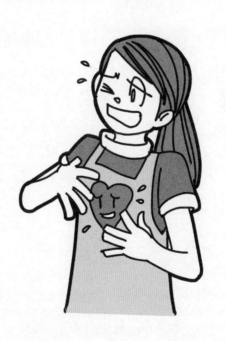

心脏发挥泵血作用，促使血液循环

　　人体内流淌着含有维持生命所需的氧气和营养物质的动脉血。而心脏的作用则是将动脉血一刻不停地送至全身的各个角落，并将富含二氧化碳的静脉血收回。

　　心脏的两侧是肺，心脏大致位于胸腔的中纵隔，大约2/3在正中线平面的左侧，1/3在右侧。心尖朝向左侧。心脏内部分为四个腔，上面是负责接受血液的右心房和左心房，下面是负责将血液推送出去的右心室和左心室。此外，位于右心室和肺动脉之间的肺动脉瓣和位于左心室和主动脉之间的主动脉瓣由3片半月形瓣膜构成，形成了防止血液向心室逆流的结构。

　　心脏由一种名为心肌的结实的肌肉构成。心肌一收缩，血液便会被从左心室送出去，而心肌一舒张，血液便会从静脉流回心脏中。心脏就像一个强有力的泵一样让血液在全身循环流动。

心脏的构造

心脏的重量约为体重的1/200，比本人的拳头稍大一点。当人处于健康状态时，心脏以"每分钟跳动60~80次、每天跳动10万次左右"的频率有规律地反复收缩和舒张。

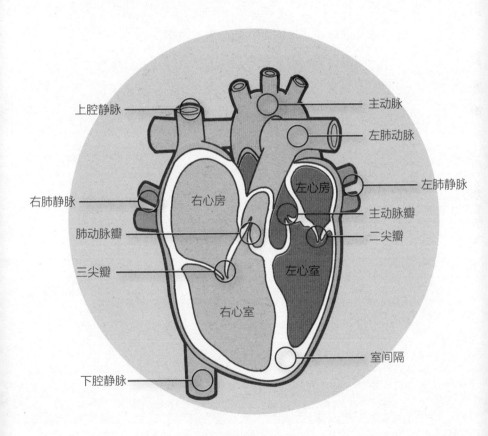

上腔静脉

主动脉

左肺动脉

右肺静脉

左肺静脉

右心房

左心房

主动脉瓣

肺动脉瓣

二尖瓣

三尖瓣

左心室

右心室

室间隔

下腔静脉

人体的循环系统包括体循环和肺循环

因心脏发挥泵血的作用而形成的血液循环有体循环和肺循环两条途径。

体循环的路径是这样的：动脉血先按照"心脏→动脉→小动脉→毛细血管"的顺序将新鲜的氧气和营养物质输送至全身的组织和器官，再回收细胞代谢产生的二氧化碳和代谢废物，然后按照"毛细血管→小静脉→静脉→大静脉"的顺序返回心脏。血液在身体循环一周大约需要20秒。

肺循环的路径是"心脏→肺动脉→肺→肺静脉→心脏"。具体地说，是经过体循环返回心脏的血液先从右心房流入右心室，再通过肺动脉进入肺部，然后经肺静脉注入左心房、左心室。因为从全身各处返回心脏的静脉血含有较多二氧化碳，所以在血液通过心脏泵入肺，位于肺支气管的末端的"肺泡"要开展将二氧化碳替换为氧气的气体交换工作。之后，含有较多氧气的动脉血再通过心脏被送至全身。血液在肺循环一周只需3~4秒。

血液的流淌方式

　　人体中分布着长达10万千米的血管，血液在血管中一刻不停地循环流动着。

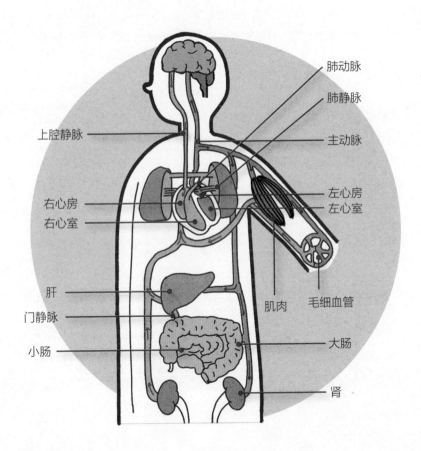

肺动脉

肺静脉

上腔静脉

主动脉

右心房

右心室

左心房

左心室

肝

门静脉

小肠

肌肉

毛细血管

大肠

肾

冠状动脉是给心肌提供血液，给心脏供能的血管

给心脏的肌肉（即心肌）运送其所需的氧气和营养物质的血管是冠状动脉。

冠状动脉是覆盖在心脏表面，形似王冠的动脉血管，它起源于主动脉的根部。冠状动脉分为左冠状动脉和右冠状动脉，左冠状动脉沿冠状沟向左前方行3~5毫米后，立即分为旋枝和前室间支。从右冠状动脉和旋枝、前室间支分出来的血管像树根一样覆盖在整个心脏上。心肌是一种结实的肌肉，它不像其他肌肉一样可以按主观意志运动。因为心脏必须一刻不停地运转，所以如果按照自己的意志来工作的话，反而会造成困扰。而弥补这一点的是自主神经，自主神经可以控制心肌的收缩频率。当我们运动的时候，心脏会增加心跳次数。这是因为和安静时相比，心肌收缩的次数增加了，心肌需要更多的氧气和营养物质。而冠状动脉具有应对这种事态的能力，这种能力叫作"冠状动脉血流储备"。

3根主冠状动脉

　　虽然冠状动脉是血液的流淌通道，但它也会将血液的一部分吸入自己的细胞中，从中获取营养。如果冠状动脉的内腔变窄了，可引发心绞痛。而如果是冠状动脉被堵住了，可引发心肌梗死。

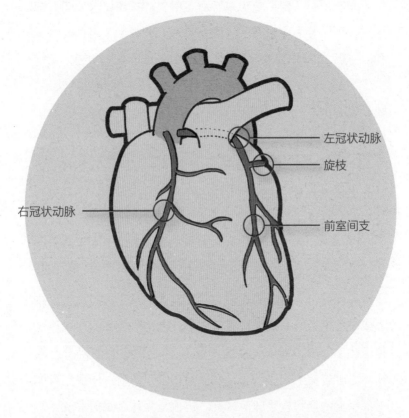

左冠状动脉

旋枝

右冠状动脉

前室间支

右冠状动脉分布在心脏的右侧面，旋枝分布在心脏的后面，前室间支分布在心脏的前面

45

为了使心脏正常工作，心肌细胞会一直发送电信号

心肌细胞，根据组织学特点，电生理特性以及功能上的区别，可以分为两大类。一类是普通心脏细胞，包括心房肌和心室肌，其均含有丰富的肌原纤维，执行收缩功能，又称工作细胞。另一类是特殊细胞，除了有兴奋性和传导性外，还具有自动产生节律性、兴奋的能力，起着控制心脏节律性的作用。

产生使心脏收缩的电信号的是位于右心房上方的窦房结。电信号先刺激心房，使心房收缩，然后聚集在房室结，并按照"房室束→由房室束分出的左右束枝→浦肯野纤维"的顺序传送，最后扩展到整个心室。心室收缩稍晚于心房收缩。这个特殊的心肌线路，被称为心脏电传导系统。窦房结通常边接受自主神经的影响边活动，而一旦窦房结发生了故障或心脏电传导系统无法正常工作，电信号便无法有规律地传送出去，而这样的结果是，心脏的收缩也会变得没有规律。心脏收缩不规律就会给血液循环带来影响。体现在身体上最明显的症状就是脉搏紊乱。这也是为什么我们常说脉搏紊乱便是心律失常的表现。

电信号的传送路径

　　心脏是由肌肉组成的器官，它通常在经肌肉传送的微弱电流的刺激下先产生兴奋，再开始发挥作用。其电流开关是窦房结。

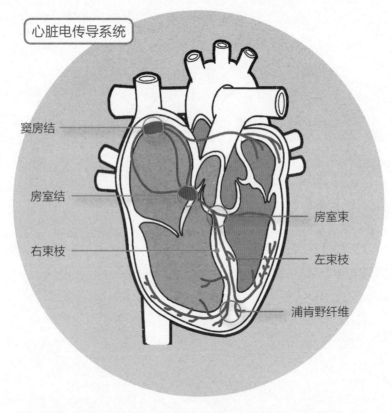

心脏电传导系统

窦房结

房室结

右束枝

房室束

左束枝

浦肯野纤维

电信号按照"窦房结→心房→房室结→房室束→左右束枝→浦肯野纤维→心室"的顺序传送

心脏病分为先天性心脏病和后天性心脏病2种

除了冠心病外，还有各种各样的心脏病。我们可以将心脏病分为以下2大类。

●先天性心脏病：心脏在胎儿期发育异常所致，病变可累及心脏各组织。

●后天性心脏病：出生后心脏受到外来或机体内在因素后所导致的心脏病。如冠心病，风湿性心脏病、高血压性心脏病、肺源性心脏病、感染性心脏病、血液性心脏病、代谢性心脏病等。

此外，心力衰竭指的是一种因心脏功能下降而无法给身体输送充足动脉血的状态。按照心力衰竭发生的缓急，我们可以将心力衰竭分为急性心力衰竭和慢性心力衰竭。其实，心力衰竭就是各种心脏病的最终结局，所以说它是一种生死攸关的危险状态。

请记住3种疾病

　　从某种意义上可以说，心脏病并不是复杂的疾病。但一定要注意冠心病、心力衰竭、心律失常这3种心脏病！如果用车来打比方，就类似以下情况。

冠心病（心绞痛、心肌梗死等）

　　冠状动脉变窄或堵塞，相当于汽车的燃料系统出现了异常情况。

→缺燃料

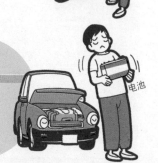

扑哧
扑哧

心力衰竭

　　如果因为供血不足而出现肌肉坏死及肌肉的工作效率降低等情况，全身的血液便会因心脏的泵血功能减弱而无法畅流。

→发动机出现故障

心律失常

　　电传导系统出现了异常情况。

→电池出现故障

电池

虽然心脏病多见上面3种情况，但其实有时它们会叠加在一起。比如，如果患有心肌梗死这种冠心病，还可能同时患有心力衰竭或出现心律失常。

具有代表性的心脏病

心脏病是所有心脏疾病的总称。心脏是负责给全身输送血液的重要器官，一旦它患上疾病，人便可能会出现危重症状。

●心肌病

是一组以心肌病变为主的疾病。主要有心肌变厚的"肥厚型心肌病"和因内腔扩大而心肌变薄的"扩张型心肌病"两种。其发病原因大多不明确，且疾病发展恶化时一般没有自觉症状。

●心绞痛、心肌梗死

→参照第3章
见67页

●心律失常

→见54页

●心脏瓣膜病

心脏中有4片可以防止血液逆流的瓣膜。而心脏瓣膜病则是一种因瓣膜出现炎症、受外伤或一些先天原因而使血流受到阻碍的疾病。主要有瓣口面积变小的"心脏瓣膜狭窄"和瓣膜不能完全关闭的"心脏瓣膜关闭不全"两种。

●心肌炎

心肌出现炎症的疾病，即心肌炎。一般认为大多数心肌炎的发作是因为感染了病毒，但有时细菌感染、服用某些药物、类风湿关节炎等也会引发心肌炎。一般，心肌炎患者会在出现发热、咽喉痛等类似感冒症状或腹泻、呕吐等类似胃肠炎症状后，还会出现胸痛、呼吸困难、昏迷等症状。

●主动脉瘤

主动脉病理性扩张，超过正常血管直径的50%，称之为主动脉瘤。按照膨胀位置，可将它分为"胸主动脉瘤"和"腹主动脉瘤"等。瘤体一旦变大便有破裂的危险，而且破裂后的致死率很高。已破裂的动脉需要做人工血管植入手术。

●心包炎

位于心脏最外侧的心包出现炎症的疾病，即心包炎。大多数是由病毒感染引起的，有时也可由肿瘤代谢性疾病，尿毒症、自身免疫病、外伤等引起，也有病因不明的心包炎。

●心血管神经症

当出现胸痛、心悸、气喘等与心脏病相同的症状，临床上却无器质性心脏病的证据，便可判断为心血管神经症。一般认为，因畏惧心脏病、担心自己已患上心脏病而产生的强烈不安情绪会引发这种疾病。通过全面的身体检查确认身体没有什么异常后，能否做到让自己安心，放下焦虑，是治疗的关键。

●主动脉夹层

动脉由内膜、中膜、外膜构成。当内膜产生创伤缝隙时，血液从缝隙流入中膜后，主动脉壁形成内外侧分离的状态，即主动脉夹层。这是一种非常危险的疾病，可能会致死。该病的特点为突然出现强烈的胸痛，且疼痛感会逐渐扩散至后背、腰部。

心脏病还可能引起脑梗死、肺水肿、肾衰竭等

有时，心脏一旦出现什么问题，就会影响到其他脏器的正常运转，而且，接下来便会陷入恶性循环之中。因为这些疾病也会反过来给心脏带来不良的影响。

●心源性脑梗死是由于形成于心脏内的血栓被运送至脑部，使脑部血管堵塞而导致脑组织坏死的疾病。其特点是，心脏功能一降低，便容易形成不易化解的大血栓。现在我们已经有统计数据表明心房颤动容易引发心源性脑梗死。

●心源性肺水肿是由于心脏疾病使肺毛细血管内压力增高，通透性增强，液体从肺毛细血管内渗出引起的肺水肿。如果肺无法顺畅地摄入氧气，身体便会出现低氧血症。严重的时候，人甚至会陷入呼吸困难的状态中。

●肾衰竭是一种肾脏功能降至正常时30%以下的状态。肾脏是具有去除血液中的废物并将废物通过尿液排泄出体外的功能，但心脏功能一旦降低，送入肾脏的血液量便会减少。而这样的结果是，身体会因为无法排出足够的废物而患上尿毒症。而且人一患上肾衰竭，肾脏便不可能再恢复到健康的状态。而且，如果已经到了肾衰竭的地步，就必须采取透析疗法或肾移植来维系生命。

脑梗死、肺水肿、肾衰竭的主要症状

　　心源性脑梗死、心源性肺水肿、肾衰竭作为心脏病的并发症出现，无论哪个，都是很危险的。下面了解这些疾病的前兆和自觉症状，能帮助我们尽早采取对策。

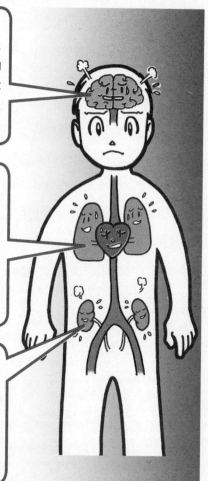

心源性脑梗死

　　其症状是，手脚发麻、说不出话、无法理解别人说的话、感觉不到疼痛、口齿不清、视野缺损等。发病后大多会留下严重的后遗症。

心源性肺水肿

　　其症状是，躺下后觉得呼吸困难，半夜会因呼吸困难而醒来，呼吸时有喘鸣声。因为其发作时的表现与支气管哮喘相似，所以它也被称为心源性哮喘。

肾衰竭

　　其症状有恶心、呕吐、腹泻、呼吸困难、皮肤瘙痒、皮肤发黑、尿量减少、血压上升、浮肿、嗜睡等。

心律失常是心脏搏动频率的失常

心脏一刻不停地反复收缩和舒张，持续不断给全身输送血液。收缩是由右心房的窦房结所产生的电信号引起的（见46页）。健康的人在安静时心搏数*通常为1分钟60~80次。心律失常是指心脏冲动频率、节律、起源部位传导速度或激动次序的异常。

导致心律失常的原因有两个：促使心脏工作的电信号的产生出现异常和负责将电信号顺畅传送出去的心脏电传导系统出现异常。患有心律失常的结果常表现为，出现心跳过快或心跳过缓。此外，还会引发"期外收缩"——虽然电信号正常发出，但心搏频率因心房、心室连接处或心室等部位也产生了电信号而变得不正常，即期外收缩。

在心律失常中，最常见的是"心房颤动"。心房颤动的特点是，年龄越大患病率越高。在日本超过65岁的人中，每5人中便有1人患有心房颤动。

*心搏数：指的是心脏的搏动。每分钟心脏搏动的次数，即"心搏数"，手脚的动脉每分钟搏动的次数，即"脉搏数"。人在身体健康的时候，其心搏数和脉搏数是一致的。

容易形成血栓，引发脑梗死的心房颤动

虽然心房颤动不会马上威胁我们的生命，但它也是很危险的一种疾病。当心房出现颤动后，心房中容易因血液沉积而形成血栓，而血栓一旦移至脑部，便会引发脑梗死。老年人尤其要注意这种情况。

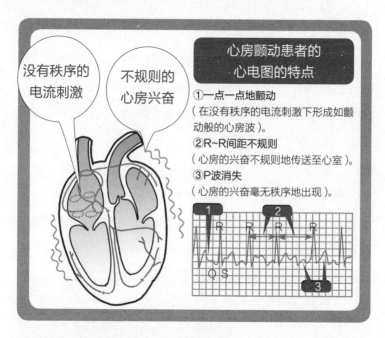

没有秩序的电流刺激

不规则的心房兴奋

心房颤动患者的心电图的特点

①一点一点地颤动
（在没有秩序的电流刺激下形成如颤动般的心房波）。
②R~R间距不规则
（心房的兴奋不规则地传送至心室）。
③P波消失
（心房的兴奋毫无秩序地出现）。

心房颤动后高发脑梗死的患者的特点

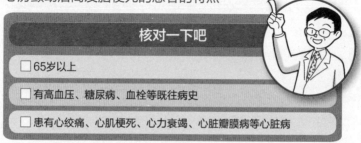

核对一下吧

☐ 65岁以上

☐ 有高血压、糖尿病、血栓等既往病史

☐ 患有心绞痛、心肌梗死、心力衰竭、心脏瓣膜病等心脏病

最危险的心律失常——心室颤动

心跳呼吸骤停大多是出现在心脏电路故障的时候。这个时候，我们一般能看到心电图上呈现出电视剧中常见的"显示心跳过缓，呈一条线的形状"或"显示心跳过快，一点一点地上升的形状"。总体说来，显示心跳过缓的形状大多是由呼吸停止、大出血、休克等心脏以外的原因引起的。而显示心跳过快的形状，是由能导致猝死的心室颤动引起的。

通常，在心室颤动发作前收缩期血压（最高血压）为100mmHg（毫米汞柱）以上。脉搏有规律的人，在心室颤动发作后，血压会降至30mmHg左右。而且，其变化的速度非常快，一般以秒为单位，3秒内头晕，5秒内失去意识，大约10秒内停止呼吸。在患上心室颤动的初期，呼吸是喘息式的，这种反常的呼吸也会慢慢停止。当这种呼吸停止后，人就会因心跳呼吸骤停而死亡。因此，可以说心室颤动是最为恐怖的心律失常之一。不过，当下的现状是，我们并无法预知谁会在何时何地突发如此危险的心律失常。

导致心肌梗死的原因——室性心动过速和心室颤动

由于心室颤动是一种我们无法预知其发病时间、地点的疾病，所以定期体检时做心电图检查，及时用自动体外除颤仪展开急救处理就显得十分重要。

危险的心律失常——室性心动过速

一种因新的发电所产生电流或电流旋转流动而引发的心律失常。

主要病因：心肌梗死、心肌病（扩张型、肥厚型）、致心律失常性右室心肌病、心脏结节病、瓣膜病、先天性心脏病等。

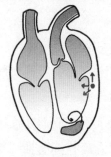 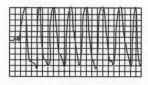

最危险的心律失常——心室颤动

其症状是，心室以每分钟300次以上的频率不规则地、频繁地颤动。

主要病因：心肌梗死、心肌病、遗传因素等。

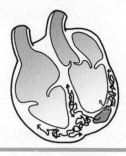 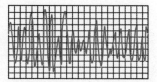

导致冠心病的主要原因是冠状动脉硬化

导致冠心病（心绞痛、心肌梗死等）的主要原因是冠状动脉的硬化。所谓动脉硬化，正如其字面意思，是一种使动脉变硬，血管失去弹性的疾病。人们一旦患上动脉硬化，就会出现血管变窄，血栓堵住血管或血管壁因呈瘤状扩展而破裂等不好的结果。

动脉硬化可以分为以下3种：动脉粥样硬化、动脉中层钙化和小动脉硬化。动脉粥样硬化是因胆固醇等构成的粥样斑块*积存在身体动脉内膜中，而使血管腔变窄的一种疾病。

动脉中层钙化是因钙积存在动脉中膜而导致其变硬、钙化的一种疾病。而且，这种动脉硬化还会造成中膜变脆、血管壁破裂。主动脉、颈动脉、脚部动脉容易出现这种动脉硬化。

小动脉硬化是脑部或肾脏中的小动脉发生硬化的一种疾病。引发这种动脉硬化的主要原因是高血压，它会使动脉壁3层全都变脆，并且容易破裂。

---

*粥样斑块：在德语中是"肿块"的意思，也被称为"粥瘤"，是粥糜样的物质。

动脉和静脉的构造

血管并不只是负责输送血液的管子。它在输送血液的同时，还通过收缩和舒张来促进血液流动。

动脉的构造

● 给细胞提供氧气和营养物质的血管。

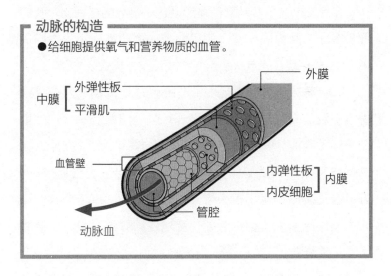

静脉的构造

● 将血液从全身各处运回心脏的血管。

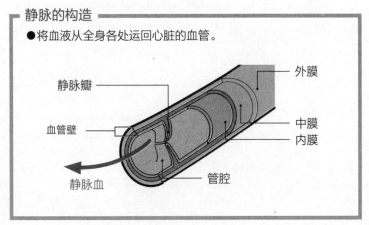

多余的胆固醇会导致动脉粥样硬化

容易发生在冠状动脉的血管硬化是动脉粥样硬化。我们将积存在动脉内膜中富含胆固醇等的粥状物称为"粥样斑块"。粥样斑块一旦变大就会导致血管变窄。

冠状动脉血管变窄后血液只能慢慢地流淌，就会导致送给心肌的氧气和营养物质出现短缺等问题。一旦这种情况导致了胸痛，便意味着你患上了心绞痛。另一方面，如果粥样斑块的表面变薄变脆，就可能会出现裂缝而破裂。为了修复裂缝，血小板会聚集在破裂处，形成疮痂状的血栓。该血栓如果变得过大，便会堵住动脉的管腔，血液将无法正常流动。

虽然心绞痛和心肌梗死都会出现胸痛的症状，但这两者有本质的区别。其主要区别是经历的时间长短不同。如果心肌的缺氧状态只持续几分钟，心肌细胞还能活下去；但如果缺氧状态持续20分钟以上，心肌细胞便会慢慢死亡，也就是心肌梗死。

动脉粥样硬化的发展

低密度脂蛋白（LDL胆固醇，又称坏胆固醇）一旦增加过多，血管壁的内皮细胞就会受伤。血管壁受伤后，低密度脂蛋白便会钻入受伤处，发生氧化反应，从而引发后面一连串的问题。动脉硬化便是以此为第一步逐渐发展而来的。

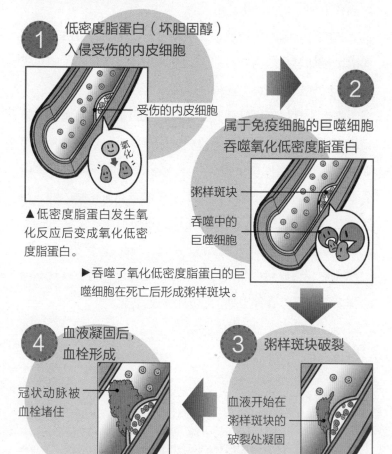

1 低密度脂蛋白（坏胆固醇）入侵受伤的内皮细胞

受伤的内皮细胞

氧化

▲低密度脂蛋白发生氧化反应后变成氧化低密度脂蛋白。

2 属于免疫细胞的巨噬细胞吞噬氧化低密度脂蛋白

粥样斑块

吞噬中的巨噬细胞

▶吞噬了氧化低密度脂蛋白的巨噬细胞在死亡后形成粥样斑块。

4 血液凝固后，血栓形成

冠状动脉被血栓堵住

3 粥样斑块破裂

血液开始在粥样斑块的破裂处凝固

代谢综合征会使动脉硬化急速恶化

动脉硬化的4大危险因素分别是高血压、高脂血症、糖尿病和吸烟。

其中与动脉硬化的关系最明确的是低密度脂蛋白（坏胆固醇）增加过多的高脂血症。此外，高密度脂蛋白（HDL胆固醇，又称好胆固醇）变得过少时，也会导致动脉硬化。

高血压会损伤血管壁，促使低密度脂蛋白进入血管内膜内皮细胞的下方。糖尿病不仅会因体内含有多余的糖分弄伤血管壁，使低密度脂蛋白糖化*，还会使甘油三酯增多。而香烟中含有的有害物质（尼古丁、焦油、一氧化碳）则会伤害血管内膜内皮细胞，促使低密度脂蛋白加速氧化。

如果患有内脏脂肪型肥胖的患者，同时还患有高血压、高脂血症、糖尿病中的两种或三种，就可以称为患有代谢综合征。而代谢综合征会使动脉硬化急速恶化。

*糖化：体内的蛋白质与饮食中摄取的糖分结合所产生的生理反应，而身体糖分代谢多余的葡萄糖，就是细胞老化的元凶。

动脉粥样硬化的发展

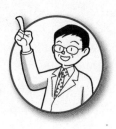

　　高血压、高脂血症、糖尿病等"生活习惯病"并不是独自发展恶化的，它们的发展恶化与内脏脂肪型肥胖（脂肪积存在胸腹部的内脏中）有很大的关系。而且，即使你尚未真正患上这些病，若多种疾病同时并发后，动脉硬化也会急速恶化。

　　请核对体检结果，看看自己是否患有代谢综合征吧！

1 超重和（或）肥胖　体重指数≥ 25kg/m²

2 高血糖　空腹血糖≥ 6.1毫摩尔/升及（或）餐后2小时血糖≥ 7.8毫摩尔/升及（或）已确诊为糖尿病并治疗者

3 高血压　血压$\geq 140/90$mmHg及（或）已确认为高血压并治疗者

4 血脂紊乱　空腹血浆甘油三酯≥ 1.7毫摩尔/升及（或）空腹低密度脂蛋白< 0.9毫摩尔/升（男）或< 1.0毫摩尔/升（女）

中华医学会糖尿病学分会（CDS）关于代谢综合征的诊断标准（2004）：

具备以上4项组成成分中的3项或全部者，即可诊断为代谢综合征

生气、恐惧、憎恨等情绪，也会带来压力

已有研究表明，急性心肌梗死等疾病的发作与情绪压力存在很大关系。如果精神承受着压力，即意味着身体正处于某种兴奋状态中，而该状态影响最大的就是自主神经。

自主神经是一种与自我意志无关，可自动控制与生命的维持活动息息相关的功能的神经。自主神经可以分为在人兴奋时发挥作用的"交感神经"和在人放松时发挥作用的"副交感神经"。当功能相反的交感神经和副交感神处于保持平衡的状态，我们便能保持健康。

有时，即使仅仅是生气、恐惧等情绪波动，我们也会出现呼吸困难、胃痛、失眠等症状。而且，即使生气、恐惧等情绪尚未被我们意识到而处于被压制的状态，这些情绪也会转化成压力。因为这时人体正在分泌使交感神经兴奋的神经传达物质"肾上腺素"。

交感神经和副交感神经的功能

交感神经和副交感神经功能相反，就像跷跷板一样轮流发挥着作用。只有在两种神经保持平衡状态时，我们的身体才能健康。

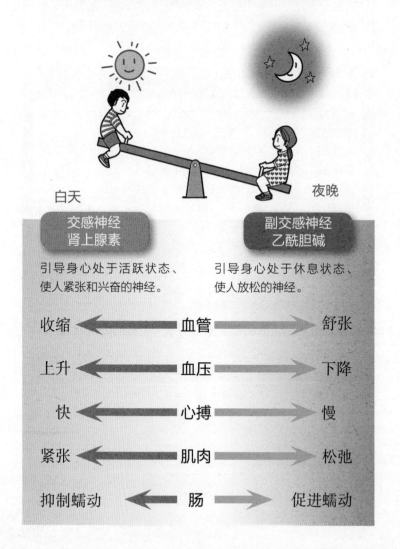

白天		夜晚
交感神经 肾上腺素		副交感神经 乙酰胆碱
引导身心处于活跃状态、使人紧张和兴奋的神经。		引导身心处于休息状态、使人放松的神经。
收缩 ←	血管	→ 舒张
上升 ←	血压	→ 下降
快 ←	心搏	→ 慢
紧张 ←	肌肉	→ 松弛
抑制蠕动 ←	肠	→ 促进蠕动

压力的种类

在这个压力无处不在的时代，我们往往容易将压力视为"坏蛋"。不过，也有人将压力视为"人生的调味品"。对于每个想保持健康的人而言，知道自己有哪些压力是件重要的事。

身体压力

外在压力

物理方面：热、冷、高气压、低气压等

环境方面：噪音、照明、灰尘等

身体方面：疾病、创伤、远距离上下班等

化学方面：空气污染、饭菜或嗜好品（酒、烟）等

生物方面：细菌、病毒等

运动方面：运动不足、运动过量等

工作方面：吃得过多、吃得少、偏食、营养不足等

内在压力

睡眠方面：睡眠不足、睡眠过多、多梦等

生活方面：生活不规律、熬夜等

精神压力

社会压力

工作方面：工作调动、转业、失业、退休、办公室性骚扰等

心理压力

失恋、离婚、亲人去世、不安、恐惧、生气等

第3章

正确认识心肌梗死与心绞痛

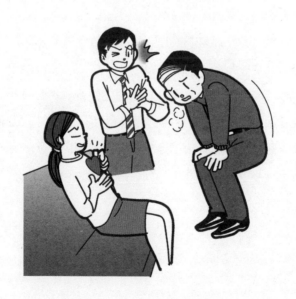

心肌梗死并不是由心绞痛恶化引起的

心绞痛表现为冠状动脉的内腔变狭窄，而心肌梗死的表现为冠状动脉被完全堵死。虽然无论是心绞痛还是心肌梗死都是由心肌供血不足（缺血）引发的，但这两者对心肌的影响有很大的差别。这两者的不同主要体现在以下两个方面。

首先，心绞痛与心肌梗死对心肌的影响不同。心绞痛是心肌供血不足的状态只持续一小段时间，不会出现心肌坏死的情况。而心肌梗死是心肌供血一直处于停止的状态，继而出现心肌因缺氧而坏死的情况。

其次，心绞痛与心肌梗死胸痛的持续时间不同。心绞痛患者的胸痛一般持续几十秒到十分钟，最多持续十五分钟。而且心绞痛发作时，只要及时服用能使血管扩张的药物（如硝酸甘油），便能缓解疼痛。而心肌梗死发作时，患者不仅会感受到与心绞痛无法相提并论的强烈胸痛，还会有冒冷汗等症状。心肌梗死的发作一般会持续20～30分钟，有些持续数小时也很常见。

心绞痛与心肌梗死的区别

有人误以为心肌梗死是心绞痛恶化所引起的。其实，绝大多数心肌梗死都不是心绞痛恶化的结果。下面用图解的方式具体分析下这两者的不同。

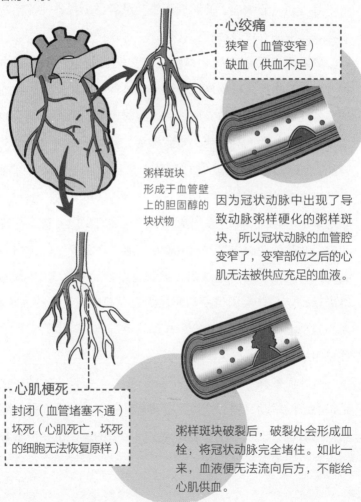

心绞痛
狭窄（血管变窄）
缺血（供血不足）

粥样斑块
形成于血管壁上的胆固醇的块状物

因为冠状动脉中出现了导致动脉粥样硬化的粥样斑块，所以冠状动脉的血管腔变窄了，变窄部位之后的心肌无法被供应充足的血液。

心肌梗死
封闭（血管堵塞不通）
坏死（心肌死亡，坏死的细胞无法恢复原样）

粥样斑块破裂后，破裂处会形成血栓，将冠状动脉完全堵住。如此一来，血液便无法流向后方，不能给心肌供血。

胸痛、气喘、心悸是冠心病的3大症状

冠心病（心绞痛、心肌梗死等）患者会出现各种各样的症状。其中最有代表性的症状有3种：胸痛、气喘和心悸。

●突然的强烈胸痛要特别注意：胸痛是一种危险的症状，大多是由严重的疾病所引起的。这种有压迫感和憋闷感的强烈疼痛除了会发生在胸部外，有时也会发生在下颌、磨牙处。另外，肋间神经痛、带状疱疹、肺炎等疾病也会引发胸痛。但当突然产生强烈的胸痛，尤其是伴有冷汗的胸痛时，一定要及时呼救。

●不可轻视气喘：众所周知，呼吸器官疾病、贫血、自主神经紊乱等会引发气喘。但如果心脏功能下降，肺会因心脏无法将充足的血液输送出去而积存血液（氧气）。导致的结果就是，身体会因得不到充足的氧气而出现气喘的症状。而心脏功能一旦恶化，便会出现说话也气喘，躺下后常常因呼吸困难而睡不着等情况。

●即使安静地待着也会出现心悸症状：所谓心悸的症状是指心脏的搏动变强、变快，脉搏紊乱等。健康人在做完剧烈运动后也会出现心悸。但如果连做轻微的运动也会出现心悸症状，你就要特别注意了。

　　有时，甲状腺功能亢进、紧张或不安等精神压力、睡眠不足、过度劳累、雌激素紊乱等都会引发心悸。在所有心脏病中，由心律失常引发的心悸相对较多。这是因为，心脏功能一旦下降，因无法将充足的血液（氧气）输送出去，心脏就会通过增加心搏数来弥补氧气不足的问题。如果我们此时测量脉搏，就会发现脉搏处于过快或是紊乱的状态。

　　心悸有时会伴随出现气喘、头晕、胸痛等其他症状。当症状较重时，需尽早去医院就诊。

　　●头晕、神志不清也不可轻视：当因心脏出现问题而导致没有充足的血液送至脑部时，便会引发头晕。如果头晕时觉得自己的头部或周围的物体在不停地旋转，这大多是由耳部的疾病引发的。但如果站起后觉得眼前变黑、意识模糊，可能是因短暂性脑缺血而出现了神志不清症状。而这种短暂性脑缺血发作引发的头晕、神志不清，既有可能是由于起立后的血压下降导致的，也有可能是危险的心律失常所引发的。

冠心病的代表性症状

有些人会因不知疼痛源自心脏问题而去看外科、消化科、牙科等。所以，下面介绍一下冠心病的代表性症状。

除胸痛外，还有必要注意以下这些疼痛

有时，疼痛会从胸部扩散至左肩、左臂，或从下颌扩散至磨牙、咽喉、颈椎、上腹部等部位。而且，有时疼痛会直接从这些部位出现，然后再移至胸部。这种从某处扩散至别处的疼痛，我们称之为"放射性疼痛"。

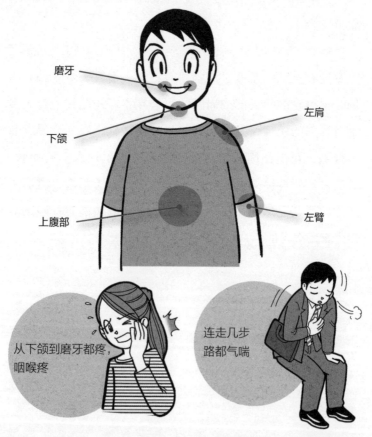

磨牙

左肩

下颌

上腹部

左臂

从下颌到磨牙都疼，咽喉疼

连走几步路都气喘

冠心病的代表性症状

人如果突然倒下，我们很容易将关注点放在受伤部位，如关注是否撞到了头部，脸上是否有伤口等。但下次突然倒下后，请将心脏病作为怀疑对象吧！

表现为心里七上八下的心悸

如果你因为一点小事便觉得心悸，并不是因为你缺乏运动或是岁数大了。出现这种心悸时，只有去医院做身体检查，才能放心。

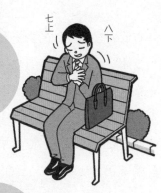

猝死的前兆

头晕、神志不清是很危险的症状

我们在因血压降低而失去意识后，会出现眼前发黑或发白、意识模糊、面色发白等症状。由心脏功能异常引发的头晕和神志不清，被称为猝死的前兆。如果此时没能接受恰当的治疗，可能就会有生命危险。

要特别注意

浮肿是身体患有肝病（容易出现在腹部）、肾病（容易出现在脸部）的标志。不过，如果浮肿出现在腿部、脚部（用手指按压小腿、脚部后出现印痕），就可能是患有心力衰竭，一定要引起重视。

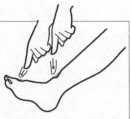

心绞痛可分为稳定型劳力性心绞痛和不稳定型心绞痛

　　心绞痛按照发作的契机和病因，可以分为"稳定型劳力性心绞痛"和"不稳定型心绞痛"。

　　稳定型劳力性心绞痛是因运动、上下台阶等身体活动而引发胸痛、气喘、心悸等症状的一种心绞痛。我们一运动，身体便需要大量氧气。而如果冠状动脉的血管腔在动脉硬化的影响下正在变窄，心肌便会因供血不足而陷入缺氧状态，因此，心绞痛便发作了。而劳力性心绞痛以外的缺血性胸痛统称为不稳定型心绞痛。这种心绞痛虽然也可因劳力负荷诱发，但劳力负荷中止后胸痛并不缓解。是冠状动脉内的粥样斑块继发病理改变，使局部心肌血流量明显下降，导致缺血性心绞痛。冠状动脉因突然在黎明时分出现痉挛而极度收缩、变细，造成血液流动不顺畅的现象，被称为"冠脉挛缩（冠脉痉挛）"。冠状动脉一旦出现痉挛，其一部分便会骤然变窄，形成与由动脉硬化导致的冠状动脉相同的狭窄状态。

心绞痛的主要症状

　　如果有符合的项目，请一定去医院检查一下！一般认为，症状的出现次数越多，发展为心肌梗死的可能性越高。

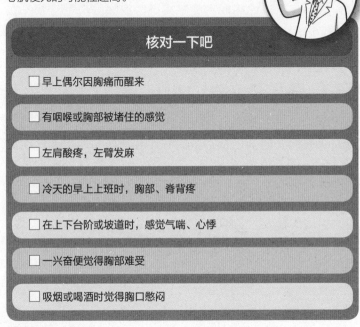

核对一下吧

- ☐ 早上偶尔因胸痛而醒来
- ☐ 有咽喉或胸部被堵住的感觉
- ☐ 左肩酸疼，左臂发麻
- ☐ 冷天的早上上班时，胸部、脊背疼
- ☐ 在上下台阶或坡道时，感觉气喘、心悸
- ☐ 一兴奋便觉得胸部难受
- ☐ 吸烟或喝酒时觉得胸口憋闷

要特别注意

冠状动脉发生痉挛的"变异型心绞痛"

　　这种心绞痛容易在深夜、早晨等人处于安静状态时发作，常见于有吸烟习惯的男性。如果有吸烟的习惯，还患有失眠症，则可能引发猝死。

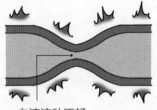

血液流动不畅

胸部有压迫感的心绞痛与无症状心肌缺血

胸部有压迫性疼痛和勒紧感是心绞痛的典型症状。在日本，该症状也被称为"狭心痛"。有时，这种压迫性疼痛不仅会让人觉得出声说话都是一件痛苦的事，还会让人产生不安的感觉。没有症状出现的"无症状心肌缺血"，最近才为大家所熟知。这种疾病常见于原本就患有心绞痛或有心肌梗死患病者，特别是同时伴有糖尿病的患者，他们更难以感受到疼痛（因为患有糖尿病的人动脉硬化很容易恶化，且会出现并发症——神经障碍）。此外，已有研究表明，相比年轻人，老年人患上无症状心肌缺血的情况更多。一般认为，年龄越大，越不容易感受到疼痛。但若因为没有疼痛感而对身体的不适放任不管，则非常容易使人陷入危险的境地。

我们一定要重视无症状心肌缺血，因为它是心源性猝死的一大原因。

常见于女性的"心脏X综合征"

让人觉得意外的是，现在竟然还有很多人不知道"心脏X综合征是导致很多更年期女性出现胸痛的原因"。所谓心脏X综合征，又叫微血管性心绞痛，是指不是因冠状动脉的较粗部位出现问题，而是因细小血管收缩而引发的一种心绞痛。一般认为，一到更年期，有扩张血管作用的雌激素会急剧减少，所以更年期女性的血管相对容易收缩。

●常见于更年期女性

在人处于安静状态时（如临睡前等）出现疼痛、失眠、寒冷等，都是导致心脏X综合征的原因。也有人因这种原因不明的疼痛一直持续存在而蓄积了很多压力，并进而使情绪变得不稳定。

●心脏X综合征是导致患者四处就医的原因

很多时候心脏X综合征即使做了检查也无法得出准确的诊断，所以心脏X综合征也是导致患者"四处就医"的一个原因。

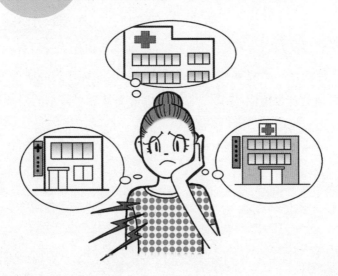

易发展为心肌梗死的不稳定型心绞痛

　　稳定型心绞痛是粥样斑块（使血管腔变窄）处于稳定状态的一种心绞痛，所以它只在我们做会导致心肌缺氧的运动时才会发作。而患有这种心绞痛的人，病情急剧变化并发展为心肌梗死的可能性比较小。

　　而不稳定型心绞痛就不同了。因为它的特点是"覆盖在粥样斑块（在冠状动脉的血管腔内形成）表面的黏膜很薄"，所以很多时候只要有血压波动等刺激，粥样斑块便会破裂。而粥样斑块一旦破裂，想要修复粥样斑块的血小板、凝血因子、红细胞等便会聚在一起，进而形成血栓。而这样的结果则会是血液循环变差，开始发生剧烈的胸痛。这种情况下如果血栓马上溶解，心肌缺血时间不长，尚未导致心肌死亡，我们将其判断为不稳定型心绞痛。而如果血栓无法溶解、血液停止流动最终导致了心肌死亡，我们则称之为心肌梗死。据说约有1/3的不稳定型心绞痛患者会从不稳定型心绞痛发展为心肌梗死。

要特别注意不稳定型心绞痛

如下是不稳定型心绞痛的特点，与之前提及的心绞痛有很大不同。当出现以下症状时，应该马上去医院就诊。

核对一下吧

☐ 自认为症状符合心绞痛的疼痛第一次发作

☐ 出现了从未有过的剧烈胸痛

☐ 胸痛频繁发作

☐ 疼痛难以治愈

☐ 在说话的时候发生过胸痛

☐ 胸痛在做轻运动时也发作

☐ 正在服用的药不起作用了

☐ 处于安静状态时会发生胸痛

即使服用硝酸甘油，也不起作用

如果处于安静状态时发生胸痛，且服用硝酸甘油也难以缓解，便很可能是患上了不稳定型心绞痛。

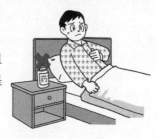

心肌梗死的典型症状

当冠状动脉因动脉硬化加重而被堵死后，位于堵塞部位后方的心肌便会坏死（细胞死亡）。而心肌梗死便始于心肌死亡（见18页）。随着坏死区域的扩大，心脏功能便会下降，进而使人因出现严重的心力衰竭或心律失常（心室颤动）最终走向死亡。

心肌梗死的典型症状是强烈的胸痛。其特点是如同胸部被碾压般的疼痛或如同胸部被撕开般的疼痛会持续15分钟以上。除了胸痛外，还可伴有冒冷汗、呼吸困难、恶心等症状。严重的时候，甚至会出现脸色苍白、意识不清等症状。

心肌梗死常突然发作，所以即使之前从未经历过胸痛，也不可麻痹大意。现实生活中第一次心肌梗死发作便失去生命的人并不少见。

现在已有研究表明，患心绞痛的人一般会在冠状动脉出现90%左右狭窄的时候出现自觉症状，而约有六成的心肌梗死是冠状动脉的堵塞程度未满25%时产生的。有很多看起来健康的人因心肌梗死发作而猝死，这也是心肌梗死的特点。

心肌梗死容易发作的时间段、季节

　　众所周知心肌梗死有容易发作的时间段和季节。简单来说，心肌梗死一般会在自主神经改变时或血压易波动的时候发作。

早上起床1～2小时后、晚上8～10点

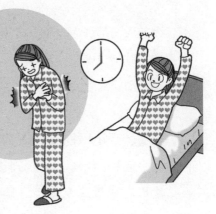

　　主导人体活动的自主神经发生转换时（由睡觉时占优势地位的副交感神经变为交感神经的一段时间），容易诱发心肌梗死。而在睡觉期间血液会因身体缺少水分而变得黏稠，这与心肌梗死的发作也有关系。此外，晚上8～10点身体容易积存疲劳，也是心肌梗死容易发作的时间段。

天气十分寒冷的12月～次年2月，要特别注意

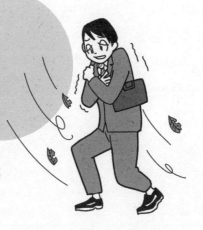

　　12月～次年2月是心肌梗死、脑卒中的发病率明显上升的一段时期。这是由急剧的温度变化（寒暖之差）造成的，所以外出时、浴室洗澡或上厕所时，都应采取必要的防寒措施。

由粥样斑块破裂引发的"急性冠状动脉综合征"

以前人们都认为，冠心病是在冠状动脉内腔的粥样斑块引发的动脉粥样硬化的基础上发生的，且随着粥样斑块的增大，冠状动脉内腔会慢慢变窄。

除此之外，人们还认为，如果冠状动脉内腔变窄75%以上，便会患上劳力性心绞痛，而当冠状动脉内腔被完全堵住时，不稳定型心绞痛、急性心肌梗死便会发作。

然而，最近研究得出，即使冠状动脉内腔变窄不足75%，不稳定型心绞痛、急性心肌梗死也可能在某一天突然发作。

通过做冠状动脉造影，我们已发现：冠状动脉变窄不是一个慢慢发展的过程，而很多人都是在尚未发展的阶段（狭窄度小于50%）突然出现症状。这是由粥样斑块的破裂处急速形成血栓，进而堵住血管内腔引起的。

什么是急性冠状动脉综合征（ACS）

从冠状动脉内腔不太狭窄的状态一下子变为心绞痛、心肌梗死发作的状态并进而引发猝死的疾病，被总称为急性冠状动脉综合征（ACS）。

急性冠状动脉综合征是一种因冠状动脉中粥样斑块破裂而引发的疾病。如果在此基础上还因血栓堵塞而出现了心肌缺血坏死的症状，便会演变为急性心肌梗死。这种患者必须争分夺秒地开展紧急治疗。

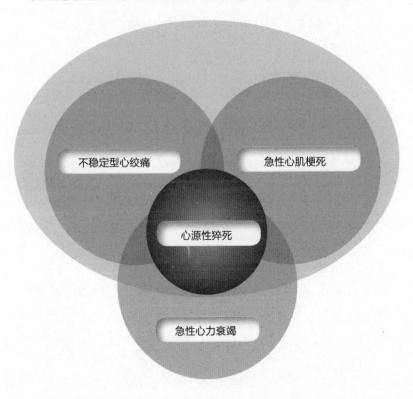

不稳定型心绞痛　　急性心肌梗死

心源性猝死

急性心力衰竭

动脉粥样硬化血栓形成能引发冠心病、脑梗死等疾病

以出现引发动脉粥样硬化的粥样斑块的破裂为契机导致血栓堵住血管进而引发的疾病，被称为"动脉粥样硬化血栓形成"。动脉粥样硬化血栓形成和癌症一样，作为涉及多个内脏器官的疾病而备受大众关注。

患上动脉粥样硬化血栓形成后，从短暂性脑缺血发作、脑梗死等脑部疾病，到心绞痛、心肌梗死等心脏病以及被称为外周血管疾病的四肢疾病，全身都会出现病变。无论哪种疾病都是以没有外在症状的方式隐匿发展并会在某一天突然发作。而且突然发作后，都需要开展紧急治疗。外周血管疾病是一种足部或手部的血管（外周血管）发生硬化的疾病，常见于老人。如果足部的血液循环变差，便会出现腿脚发麻、腿脚疼痛、步行困难等症状。如果在此基础上进一步恶化，或许还会出现皮肤溃疡或皮肤坏死等症状。甚至有的重症患者因未取得较好的治疗效果而最终造成了截肢。在动脉粥样硬化血栓形成并发外周血管疾病的人，大多还会出现心绞痛、心肌梗死等并发症，因而死亡率也会随之升高。

发生在脑部的动脉粥样硬化血栓形成

　　患上动脉粥样硬化血栓形成这种疾病后，无论是治疗还是预防，都要将"如何防止血栓形成"作为重点任务。

由胆固醇过高引发的动脉粥样硬化血栓形成性脑梗死

　　动脉粥样硬化血栓形成性脑梗死是一种因颈部通向脑部的颈动脉或颅内较粗的动脉发生硬化而引发的梗死。这种梗死常见于西方人，但随着日本饮食生活的西方化，患有这种梗死的日本人的数量也正在不断增加中。

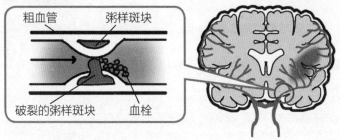

血栓从心脏流向脑部形成心源性脑梗死

　　心源性脑梗死是一种因形成于心脏中冠状动脉等粗血管的血栓突然随着血流流向脑部，并堵住脑中的粗血管而形成的疾病。其特点是，心源性脑梗死症状比其他脑梗死严重，死亡率很高。

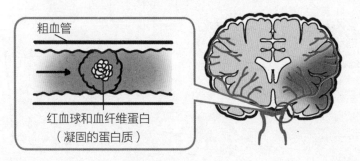

脑梗死的前兆——短暂性脑缺血发作

这种脑缺血是因脑中一部分血液的流动性暂时变差而引起的。短暂性脑缺血发作患者通常会出现以下这些症状，但这些症状会在24小时内（大多是数分钟至数十分钟）消失。注意以下症状，对脑梗死的预防很有帮助。

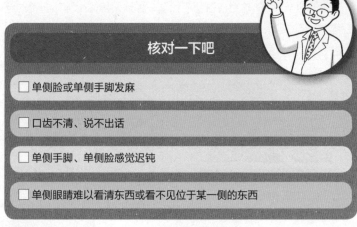

核对一下吧

- ☐ 单侧脸或单侧手脚发麻
- ☐ 口齿不清、说不出话
- ☐ 单侧手脚、单侧脸感觉迟钝
- ☐ 单侧眼睛难以看清东西或看不见位于某一侧的东西

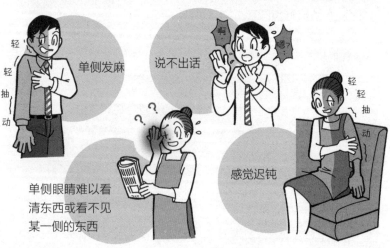

第**4**章

有助于预防心肌梗死、
心绞痛的检查与诊断

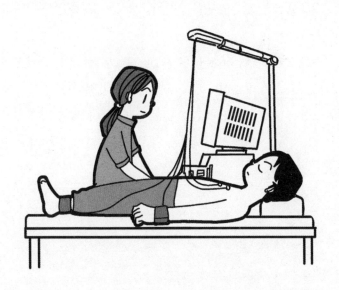

建议先去心血管内科接受诊疗

现在，为了预防和早期发现疾病，很多单位都会每年至少提供一次体检服务。通过定期体检，我们可以发现容易引发冠心病（心绞痛、心肌梗死等）的危险因素——高血压、高脂血症、糖尿病。而且，有时还能发现没有自觉症状的心脏异常。所以，为了预防、早期发现、早期治疗心脏病，我们应定期做体检。

冠心病是一种很容易危及生命的疾病，所以如果在体检中发现异常或出现心脏病的自觉症状时，一定要尽早去医院请医生诊疗！

一旦发现问题，请到医院的心血管内科就诊。所谓心血管内科，就是专攻心脏、血管等循环器官疾病的科室。如果病情较重，则需到能开展心脏病的专业检查和专业治疗并配有"CCU（冠心病监护病房）"的专科医院或大型综合医院就诊。

会被医生询问的主要内容

去医院后，医生会询问一些相关情况，通过这问题来把握患者的状态，获得疾病线索。大家事先可以把自己的情况写在便条上，并带着便条去医院。

核对一下吧

☐ 有无自觉症状

☐ 出现症状的时间和时间段

☐ 症状的持续时间和频率

☐ 有无心脏病治疗史

☐ 既往有无其他疾病

☐ 有无正在治疗中的疾病，如有正在服用的药物需提供药名

☐ 有血缘关系的亲属中有无心脏病患者

☐ 生活习惯（饮食、饮酒、吸烟、运动）

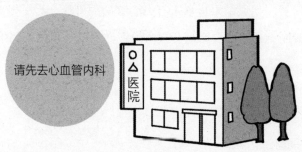

请先去心血管内科

如何诊查心脏病

到医院后，患者要接受医生的诊察（包括问诊、视诊、触诊、听诊）。诊查的步骤大致是如下这样。

首先，医生会以患者的病历为基础，详细地询问有无自觉症状、既往病历、生活习惯等。

接着，医生会观察患者的整体状态，如脸色、唇色、足部的浮肿程度等。然后，医生会测量被称为生命体征*的血压、每分钟心搏数、呼吸频率及体温。

当怀疑患者患有心脏病时，医生会检查患者是否出现了心力衰竭的征兆——血管怒张（血管因血液停滞而肿胀）和动脉硬化的征兆——颈动脉存在杂音，并通过给心脏做触诊检查是否存在心脏扩大、跳动频率低等症状。而且，医生还会使用听诊器检查心脏瓣膜的开闭情况和两肺的呼吸音。通过问诊和诊察这些内容，医生可以推断出八成患者所患的是何种心脏病。

在问诊中对疾病进行大致预测后，医生会为患者做基本检查。如果结果也显示有患心脏病的可能，为了得出正确的诊断结果，必要时还会要求患者做更进一步的相关检查。

*生命体征：判断患者的病情轻重和危急程度的指征。

诊察流程

生命体征（血压、每分钟心搏数、呼吸频率、体温）是有助于医生了解患者的健康状态的重要指标。请试着自己测量一下吧！

诊察 问诊、视诊、触诊、听诊

生命体征的检测

☐ 是否出现颈静脉怒张（心力衰竭的征兆）

☐ 是否能听到颈动脉杂音（动脉硬化的征兆）

☐ 通过给心脏做触诊检查看是否存在心脏扩大、心搏频率低等症状

☐ 确认心脏瓣膜的开闭情况和两肺的呼吸音

☐ 足部是否浮肿

基本检查（过筛检查*）

血压测量、心电图检查、胸部X射线检查、血液检查、眼底检查等。

精密检查

动态心电图检查、心电图运动负荷试验、心脏超声检查、核医学心脏检查、CT检查、MRI检查、心导管检查等。

诊断

胸部X射线检查

▶是一项什么样的检查

可以显示心脏、肺、主动脉等人体器官的大小和形状。

▶能查出什么

1. 心脏是否扩大。如果心脏已扩大，扩大到什么程度。
2. 心脏呈什么形状。
3. 肺部动脉和静脉的粗细程度，是否有被堵的地方。
4. 胸膜腔内是否有积液。
5. 肺部是否有瘀血。
6. 主动脉的硬化程度、粗细程度、弯曲程度等。

*过筛检查：即"筛选出可疑患者的检查"。这是一种有助于发现处于尚未出现症状阶段的疾病，锁定疾病的诊断手法。

诊断心律失常不可或缺的心电图检查

心脏通过有规律的收缩和舒张，一刻不停地发挥着将血液送至全身的作用。众所周知心脏是由肌肉组成的器官，而微弱电流的刺激会引起肌肉兴奋，所以肌肉一兴奋，心脏便会发生搏动。成人的心脏大约每分钟跳动70次，每次跳动将70~80毫升的血液送出去。也就是说，我们的心脏每分钟大约往外输送血液5升。而且，只要心脏还持续跳动，它便会永不停歇地往外输送血液。

掌管心跳活动节奏的是在心肌流动的微弱电流。医院中能记录随心跳产生的电流变化的就是心电图检查。

心电图检查是心脏病检查项目中最基本的一项检查。又因为它能查出心律失常等心搏节奏的异常，所以它是诊断心律失常不可或缺的一项检查。此外，因为心绞痛或心肌梗死发作时，心肌的电活动也会出现异常，所以心电图也能检测出异常之处。而且即使是因患有某种心脏疾病而心肌出现故障时，在心电图中也能发现异常。

普通心电图检查

目的
这是一项以检查被检者处于安静状态时的心脏状态为目的的筛查。

方法
先在两手腕和两脚踝各放1个电极，在胸部放6个电极，由此通过捕捉由心脏产生的电信号，记录电信号的变化波形。记录时间为30秒～1分钟。整个检查需要几分钟。

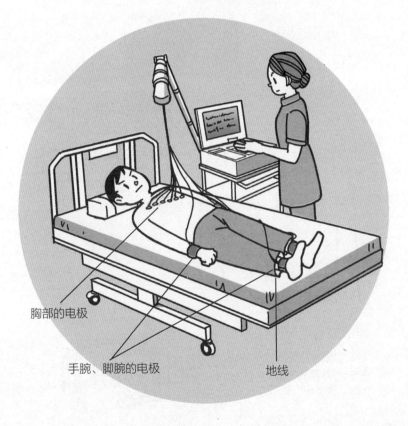

胸部的电极

手腕、脚腕的电极

地线

动态心电图检查

目的

当在普通心电图检查中没有发现异常，但患者日常生活中觉得心脏不舒服的时候，这项精密检查便能派上用场。该检查可以查出发生于夜间的心律失常、心绞痛。

方法

将电极放在胸部，并将数字式小型记录仪24小时安装在身体上，之后让患者如平常一样生活。在佩戴期间，患者的行动、症状的出现时间、状况等，记录仪都会——记下。

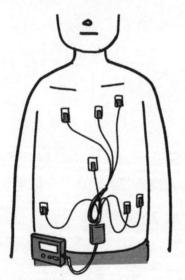

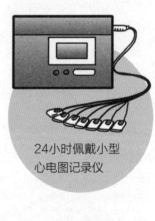

24小时佩戴小型心电图记录仪

便携式心电仪也已上市

这种心电仪不仅能快速测出异常情况，还可以用于运动前或每天早上测量，发挥及早发现问题预防心脏病的作用。

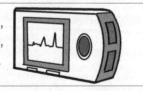

看懂心电图

在这里，我为大家介绍4种典型的心电图。

当心绞痛发作时，S波和T波之间（ST段）比正常波形低。而心肌梗死发作时，ST段则会上升。

正常波形

P波：心房收缩。
（反映电兴奋的波形）
QRS波：心室收缩。
（反映电兴奋的波形）
T波：心室的收缩消失的过程。
（电兴奋停息时的波形）

急性心肌梗死

ST段上升，不久之后便能看到很深的Q波。

心绞痛发作期

ST段下降。

心房颤动的波形

没有P波，QRS波以间隔不规则的形式呈现。可以看到其间有细微的波动。

检查运动时心电变化的心电图运动负荷试验

　　当心绞痛发作时，即使马上去医院做普通心电图检查，也常常出现"正处于发作间歇期，无法发现异常"的情况。其实，这个时候更合适做"心电图运动负荷试验"。

　　当你患上心绞痛或心肌梗死后，即使你觉得你的日常运动并没有给身体带来很大负荷，但其实你的身体也会承受很大负担，且容易出现气喘、心悸等症状。

　　心电图运动负荷试验是一项边特意给心脏施加压力边观察心电图变化的检查。

　　心电图运动负荷试验有3种试验类型，其中最简便的是"Master二级梯运动试验"。如果想获得更准确的诊断结果，还可做"平板运动试验"或"踏车运动试验"。

　　这3种试验法一般用来诊断劳力性心绞痛和运动诱发性心律失常，还可以评价心脏功能低下者的运动耐量。总之，心电图运动负荷试验是一项能用来诊断心脏病，判定疾病程度和治疗效果的重要检查，其结果也是医生在制订生活指导方案和复健训练处方时的重要参考依据。

平板运动试验

目的

通过使用传送带能不断工作的装置（跑步机），观察运动负荷时的心电图和血压变化的检查方法。用这种方法可以获得最准确的检查结果。

方法

受测者边在电动传送带上走动，边测量心电图和血压。在因气喘或双脚疲劳等原因无法继续运动前，要一直慢慢地改变传送带的传送速度和倾斜度。

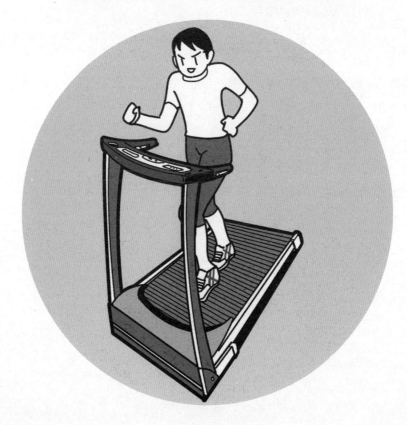

踏车运动试验

目的

通过使用固定在地板上的自行车，观察运动负荷时心电图和血压变化的检查。其缺点是患者在下肢疲劳加剧、心脏承受足够重的负荷前容易中途放弃。

方法

通过骑自行车给身体施加运动负荷。通过调整踏板的阻力逐渐改变给心脏施加的负荷。和平板运动试验一样，也是在无法继续运动下去前要一直持续运动。

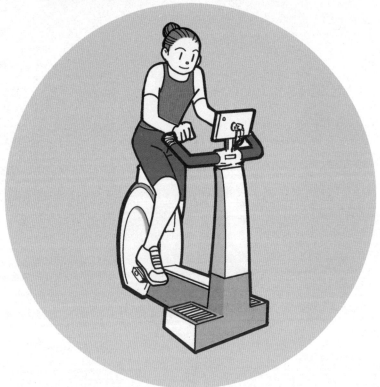

Master二级梯运动试验

目的

通过使用二级梯（台阶），观察运动前后的心电图变化的检查。其优点是操作方便，其缺点是无法记录运动期间的心电图。

方法

上下二级梯，完成与年龄、性别、体重对应的规定次数后，比较运动前、刚运动结束、运动结束3分钟后或5分钟后的心电图。本试验分为运动时间为1分半的"一重负荷试验"和运动时间为3分钟的"二重负荷试验"。

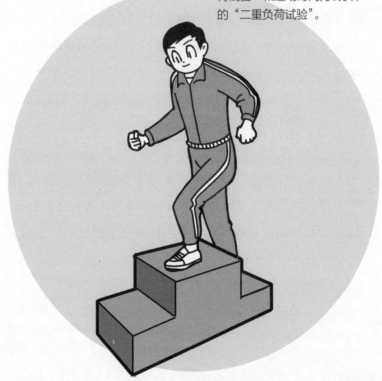

能在画面上观察心脏的搏动情况的心脏超声检查

心脏超声检查是利用人耳听不到的高频超声波观察心脏动态的检查之一。

其原理是超声波一触碰到内脏器官,其反射波便会变形。而变形的反射波则会根据组织性质的不同,呈现出色度不同的图像。除了心脏的断面外,超声波还能将心脏收缩和舒张的样子、血流情况等心脏的活动情况直接呈现在图像上。

这项检查非常有助于医生发现心脏形态、活动及血流的异常等。如果受检者是心肌梗死患者,医生还能看出发生梗死的部位、梗死面积等。

而且心脏超声波检查中的超声波有别于放射线,它既不会给人体带来不良影响,也不会给身体增加痛苦的负担。如今,心脏超声检查已成为医生诊断心脏病时必须采用的一项检查。

心脏超声检查

目的

先将探测器放在胸部，再朝心脏发送超声波，然后回收弹回的波形并转化为图像的方式呈现在显示器上，以此来观察心脏的动态。

方法

先在胸部涂抹上耦合剂，再将被称为"探测器"，负责发送以及接收超声波的小型装置紧贴胸部，同时观察胸部的情况。检查时间为20～30分钟。

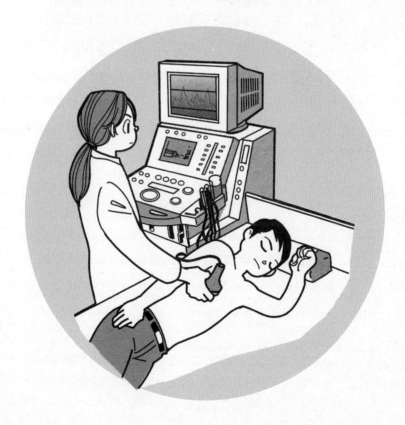

能用三维图像正确把握心脏状态的冠状动脉CT检查

冠状动脉CT检查（冠状动脉计算机断层扫描）是一种边使用X射线高速转动边照射，以毫米为单位拍下体内断面的检查。

近年来，常常用来诊断心绞痛、心肌梗死等冠状动脉疾病的是被称为"多层面CT（MSCT）""多排CT（MDCT）"的新型CT装置。CT是一种通过360° X射线照射，对身体进行断层扫描并制作成图像的检查方法。以前的CT，其射线探测器呈弧状排列，且只有1列，因此并不适合用来扫描像心脏这样时刻在动的器官。而多排CT就不同了，其探测器呈多列排列，可以同时收集多个部位的数据而将这些部位拍下来。

这种检查的优点是能用三维图像准确地拍下正在跳动的心脏。因此，通过做这项检查，我们可以准确地把握心脏形状有无异常、有无冠状动脉钙化*、冠状动脉狭窄部位的状态等。除了用来诊断冠状动脉疾病外，它在外科治疗结束后的恢复观察中也能发挥威力。

*钙化：因附着钙等物质而变硬的状态。

冠状动脉CT检查

目的
先用X射线照射身体，再用计算机处理拍下的体内图像，然后通过看冠状动脉的状态，来观察心脏状态的检查。因为检查时属于高速拍摄，所以不仅X射线的辐射剂量和对身体的影响都有所减少，而且拍摄时间也大幅度缩短了。

方法
先将造影剂注入冠状动脉中，使血管扩张，再进行拍摄。虽然拍摄时间只有10分钟左右（拍摄时屏住呼吸十几秒即可结束），但如果将解释说明的时间也包含在内，检查时间就需要1小时左右。

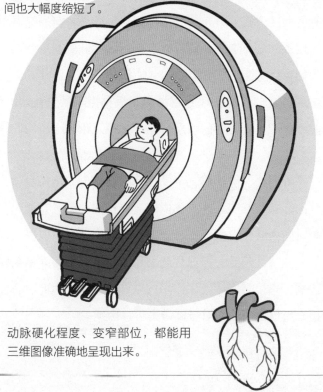

动脉硬化程度、变窄部位，都能用三维图像准确地呈现出来。

RI检查能查看冠状动脉的血流状态

核医学心脏检查利用的是含有微量放射性同位素（RI）的放射性药品进行检查。具体操作方法是：将含有放射性同位素的药剂注入静脉并等待一定时间后，用特殊的伽马相机测量从心肌释放出放射线的位置和放射量；然后通过计算机来处理这些数据，让它们以图像的方式呈现出来。因为心肌中放射性同位素的分布情况会呈现出不同来，而通过看放射性同位素的分布情况，便可以看出冠状动脉的血流状态，所以我们可以推断出有无心绞痛、心肌梗死以及冠状动脉狭窄部位的位置。而且，因为用伽马相机拍摄出的是连续画面，我们不仅能分析心肌的状态，还能把握及诊断心肌的收缩和舒张的状态。

一听到放射性物质，大家都会担心它会不会对身体带来不好的影响。其实，注入体内的放射性同位素只有微量，而且短时间内就会自然衰变，随尿一起排出体外。所以虽说使用的是放射性药品，但这种药品只不过是一种用来诊断疾病的药剂，直接对人体产生作用的可能性很小。因此，我们无须担心放射性药品会对身体带来不良影响。

核医学心脏检查

目的

先将放射性物质注入静脉，再拍下心肌释放出来的放射线，然后用计算机处理放射线量，使之以图像的方式呈现出心肌中的放射性同位素的分布情况的检查。该检查也被称为"RI检查""心肌闪烁扫描法"，此法还可用来检查甲状腺、肝脏、骨骼等部位的疾病。

方法

将药剂注入静脉中后，用伽马相机拍摄心脏。检查时间为20~30分钟。可同时做心电图运动负荷试验。如果同时做心电图运动负荷试验，需要3小时后再检查一次。

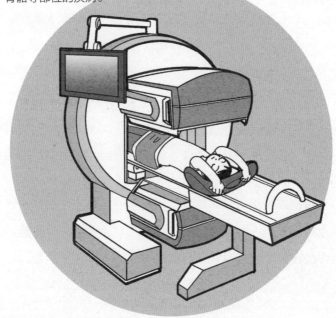

对诊断结果的判定、治疗方案的制订大有裨益的心导管检查

很多时候，为确诊心脏病和决定治疗方针，医生都会让患者做介入检查——心导管检查。做完这项检查后，医生会根据检查结果决定今后的治疗方案，比如开展药物治疗（见114页）、经皮冠状动脉介入治疗（见124页）或实施冠状动脉搭桥术（见132页）等。有些时候，在事先征得患者的同意后，会直接从导管检查过渡至经皮冠状动脉介入治疗。如今，采取这种治疗方式的患者近年来有所增长。

首先，将导管插入冠状动脉中测量心脏内压。接着，通过导管将造影剂注入冠状动脉中，从外部用X线装置拍摄冠状动脉（冠状动脉造影）。在造影剂的作用下冠状动脉呈现出来后，我们便能看清因动脉硬化发展而变窄的血管部位或因患有心肌梗死而被堵住的部位及其他有问题的部位等。

该检查采用了局部麻醉，因而没有疼痛感。但是，因为需要将导管插入冠状动脉中，所以存在血管受伤等风险。有时需要患者于检查当日住院观察状态。

心导管检查

目的

先将导管插入冠状动脉中，测量心脏内压，再注入造影剂，拍摄血管内部情况的检查。其目的是观察心脏功能和血管状态。

方法

采用局部麻醉后，将导管经过动脉或静脉插入心脏中。通常选择手腕、肘部、大腿根处的动脉以及锁骨周围、颈部、肘部、大腿根处的静脉作为导管的插入处。检查时间为1小时左右。

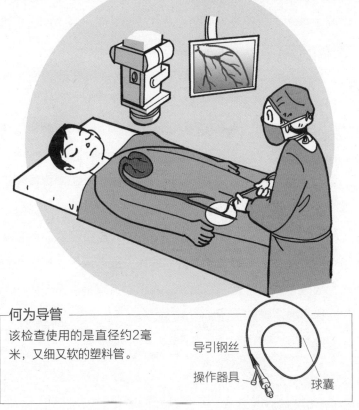

何为导管

该检查使用的是直径约2毫米，又细又软的塑料管。

导引钢丝

操作器具

球囊

通过血液检查可查出心肌损伤标志物

研究已表明，急性心肌梗死发作时，血液中会分泌出一种名为"肌钙蛋白"的物质，作用是管理心肌收缩的大分子蛋白质。我们也已经知道，急性冠状动脉综合征通过检测肌钙蛋白便可以诊断出来。美国和欧洲的心脏病学会于2000年修改了急性心肌梗死的诊断标准，认为如果血液中的肌钙蛋白有所增加，即可诊断为患有心肌梗死。

于是，近年来"心肌损伤标志物检查"开始备受大众关注。因为只要一部分心肌因心肌梗死而坏死，肌钙蛋白就会被分泌出来，所以只要化验血液，便能早期发现和确诊冠心病。

对冠心病的诊断有用的心肌损伤标志物是"肌钙蛋白T""心型脂肪酸结合蛋白（hFABP）"和"肌酸磷酸激酶同工酶（CPK-MB）"等。脑钠肽（BNP）是一种从心肌分泌出来的多肽，当受测者承受过多的压力或心脏肥大有所恶化时会导致该数值升高。脑纳肽是表示心力衰竭的重度的心肌损伤标志物，检测脑纳肽有助于挽救心力衰竭患者的性命。

心肌损伤标志物检查

目的

心肌细胞的坏死会使血液中的心肌损伤标志物有所增加。而心肌损伤标志物检查是一项通过检测心肌损伤标志物的增加数量，早期诊断冠心病、心力衰竭等疾病的检查。因为肌钙蛋白在急性心肌梗死发作后的数小时内便能从血液中检测到，且其效果会持续2周左右，所以在因症状不明显而晚几天做检查时，它也会呈现出阳性，帮助医生判断患者是否有心肌梗死。

方法

抽取血液后，检测心肌损伤标志物。

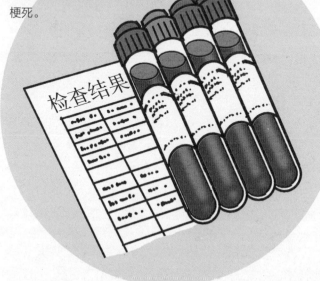

第5章

心肌梗死、心绞痛的
最新治疗方法

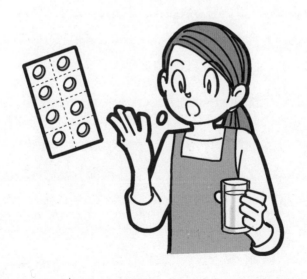

心绞痛的治疗方法因冠状动脉狭窄程度发生变化

冠心病（心绞痛、心肌梗死等）很多时候是由冠状动脉硬化导致的。而让发作过动脉硬化的身体恢复如初，在当下看来是很困难的。现在，不让动脉硬化再进一步恶化，是治疗的主要任务。

因此，通过控制高血压、高脂血症、糖尿病等疾病，并采取戒烟、减盐、控制体重、适度运动、减压的生活方式，逐个消除可能导致冠心病症状恶化或再次发作的因素，是很重要的。而且，在冠心病的治疗中，改善生活习惯是必不可少的一步。医生一般会根据患者在这些方面的实际情况采取以下治疗方法。

心绞痛的治疗一般以"平息发作、预防发作、改善冠状动脉的血流状况"为目的。其治疗方法有"药物疗法""经皮冠状动脉介入治疗""外科疗法（搭桥术）"。医生在制订治疗方案时，一般会考虑心绞痛的类型、冠状动脉的狭窄程度、患者的生活方式以及患者的体力等因素。

心绞痛的治疗

在治疗心绞痛时，一般会根据冠状动脉狭窄程度开展以下治疗。

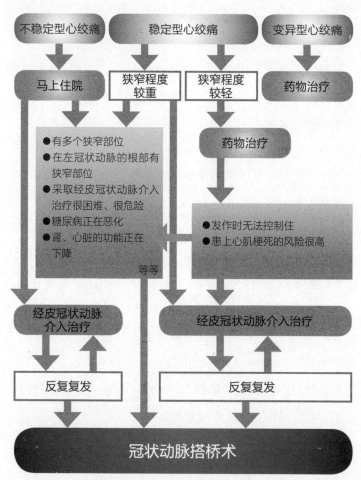

无论采取哪种治疗方法，都必须改善生活习惯

想要控制和预防发作，必须严格遵医嘱服药

药物疗法是冠心病的基本治疗方法。冠心病只要发作过，在此之后患者就必须为了预防复发而长期服药，并一直与冠心病"和平共处"。而且，很多时候，患者都需要同时服用多种药物。

采取药物疗法的目的大致可以分为两个。其一是为了在心绞痛发作时平息发作。此时，患者应服用以硝酸甘油为代表的速效型硝基血管扩张剂。其二是为了预防心绞痛的再次发作和恶化。为了达到这个目的，医生通常会给患者开降压和预防血栓形成的药物。

但疾病的状态因人而异。而且，服药效果也存在着个体差异。所以医生一般会在考虑众多要素后选择适合患者的药物。而且，患者每服药一段时间，医生都会再次评估药效，并重新研究药量和药的种类。对于患者而言，理解每种药的作用，并好好服药，是件重要的事。

为了有效开展药物疗法，需要注意以下事项

为了有效地服用药物，请注意以下事项。

核对一下吧

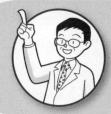

● 遵守规定的用法和用量

规定每天服用量和服用时间的药，即使不吃饭也要按时按量服用。饮食不规律的人，请事先向主治医生咨询如何服药。

● 当忘了服用时

如果较早注意到自己忘了服用药物，马上服用即可。如果距离下次服药的时间很短，应少服用一次。

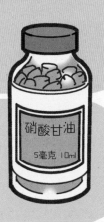

硝酸甘油

5毫克 10ml

● 记下硝基血管扩张剂（如硝酸甘油）的效果

如果在为预防冠心病而使用硝基血管扩张剂时，也记下使用药物的日期、时间、状况及其效果，并向医生如实报告，这可以有助于疾病的治疗。

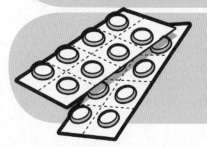

● 非处方药和补充剂

在使用非处方药、中药、营养补充剂前，一定要征求主治医生的意见。

能立刻控制心绞痛发作的速效型药——硝酸甘油

当心绞痛发作时，能快速控制症状的药是硝酸甘油等速效型硝基血管扩张剂。速效型硝基血管扩张剂有3大效果：①通过发挥使血管扩张的作用扩张冠状动脉，增加送达心肌的氧气量。②扩张全身的动脉，降低血压。③扩张全身的静脉，减少返回心脏的血液量。

速效型硝基血管扩张剂通过口部黏膜吸收。这类药有在舌下含服靠唾液溶解的"舌下片"和喷入舌下的"喷雾剂"之分，无论哪种都能马上见效。但如果以吞食的方式服用，不仅不能马上见效，药效还会下降。当舌下含服也无法控制发作时，可以再次将药含在嘴中或喷入嘴中。如果以间隔5分钟重复服药的方式舌下服用2~3次也没有效果，患者所患疾病就可能是心肌梗死。这个时候，要呼叫救护车来救援。如果服用这类药物的次数超过3次，就有可能会出现血压降低、头晕的症状。服用速效型硝基血管扩张剂的同时禁止服用伟哥，因为如果在服用伟哥后将速效型硝基血管扩张剂放在舌下服用，患者就会因血压急剧下降而陷入危险之中。

速效型硝基血管扩张剂及其不良反应、服用方法

为了让自己不论何时都能救急，随身携带速效型硝基血管扩张剂是必须的，晚上睡觉时可以将药放在枕边。应事先告诉家人该药的摆放位置。又因为服用该药后有时会出现头晕，站起时突然眩晕等症状，所以服用前应先坐下。速效型硝基血管扩张剂是一种安全的药，患者即使每日服用多次也不会对它产生依赖。

类型	药剂名称	商品名称	效果
舌下片	硝酸甘油	Nitroglycerin Nitropen	1分钟后即见效，效果可持续30分钟左右
	单硝酸异山梨酯	Nitorol	2~3分钟后即见效，效果可持续60分钟左右
喷雾剂	硝酸甘油	Myocor Spray	1分钟后即见效，效果可持续60分钟左右
	单硝酸异山梨酯	Nitorol Spray	1分钟后即见效，效果可持续60分钟左右

●服用舌下药时

如果以吞服的方式服用舌下药，不仅见效慢，药效还会降低。当你想尽快看到药效时，请先嚼碎再含在舌下。

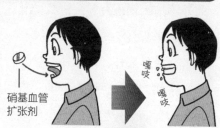

硝基血管扩张剂

●使用喷雾剂时

唾液分泌量少的人适合用喷雾剂。

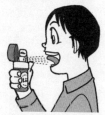

能预防心绞痛发作和恶化的抗心绞痛药

能预防心绞痛发作与恶化的药被称为抗心绞痛药，而"β 受体阻滞剂"和"钙拮抗剂"是较常用的两种抗心绞痛药。

β 受体阻滞剂以通过阻止交感神经 β_1 受体*发挥作用来抑制心脏的功能，并通过减少心搏数来减少心肌所消耗氧气量的方式来控制心绞痛的发作。该药对预防劳力性心绞痛特别有效。此外，在心肌梗死的治疗中，它也作为抗心律失常药和降压药使用。

因为钙有使血管收缩的作用，所以通过使用钙拮抗剂可以抑制钙进入肌肉中，进而使冠状动脉扩张，改善血流状况。此外钙拮抗剂还有预防冠状动脉痉挛的作用，它对治疗由冠状动脉痉挛引发的变异型心绞痛颇有效果。

除了这两种药外，医生还会让患者同时服用和速效型硝基血管扩张剂一样能扩张血管的"持续型硝基血管扩张剂"、作用和硝酸甘油十分相似的"尼可地尔片（与硝基血管扩张剂类似的药）"等，以通过将具有不同特点的药组合在一起为患者治疗心绞痛。

*β_1受体：主要分布于心脏，可增加心肌收缩性、自律性和传导功能。

抗心绞痛药及其不良反应

速效型硝基血管扩张剂是一种有助于控制心绞痛发作的药，而想要预防心绞痛，就要用抗心绞痛药。通常抗心绞痛药需要每天坚持服用。

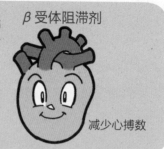

β受体阻滞剂

β受体阻滞剂是一种预防劳力性心绞痛特别有效的药。此外，它有时也用来治疗无症状性心肌梗死。
主要不良反应
脉搏减缓、头晕、气喘、有倦怠感等。
商品名称
阿替洛尔、美托洛尔等。

减少心搏数

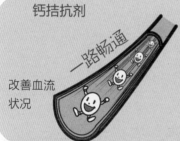

钙拮抗剂

一路畅通

改善血流
状况

钙拮抗剂是一种对预防不稳定型心绞痛颇有效果的药。此外，它还能预防冠状动脉痉挛，对治疗由冠状动脉痉挛引发的变异型心绞痛很有效果。
主要不良反应
脸部发热、浮肿、便秘等。
商品名称
拜新同、络活喜、地尔硫单、异搏定等。

持续型硝基血管扩张剂不同于速效型硝基血管扩张剂，虽然它也是一种口服药物。虽然等其见效需要等待一段时间，但其效果可持续半天。且它对所有类型的心绞痛都有效。
主要不良反应
头痛、脸部发热、头晕等。
商品名称
尼可地尔片等与硝基血管扩张剂类似的药。

持续型硝基血管扩张剂

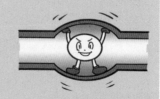

扩张血管

能阻止血小板发挥作用，预防血栓形成的抗血小板药

容易发展为心肌梗死的不稳定型心绞痛的特点是，形成于冠状动脉内腔的粥样斑块一旦破裂，血小板就会为修复破裂处而凝聚在一起，进而形成血栓。而血栓则会在堵住冠状动脉后引发心肌梗死。

能抑制血小板发挥其作用，凝聚成块的是抗血小板药。医生最常开的抗血小板药是阿司匹林。阿司匹林曾经作为解热镇痛药为大众所熟知，而其实除此之外它还有另外一个功效：通过有规律地服用少量阿司匹林，可以抑制心肌梗死发作。如果患者不能服用阿司匹林（因过敏等原因），医生会给患者开其他抗血小板药。

顺便提一句，在血栓症形成的过程中，动脉中的血小板和静脉中的凝血因子都发挥了重要的作用。如果患有心绞痛、心肌梗死及脑梗死等发生在动脉的血栓症，医生会使用抗血小板药；如果患有心房颤动、深部静脉血栓形成等由血流紊乱或瘀血导致的血栓症，医生会使用华法林等抗凝药。

抗血小板药及其不良反应

一旦服用抗血小板药，出血便难以止住。所以大家有必要特别注意由受伤等原因导致的出血。而当遇到需要做手术等之类的场合时，应提前征求主治医生的意见。

阿司匹林

该药可以预防血小板发挥作用使血液凝聚成块。因为它与市面上销售的解热镇痛药成分不同，不能用其他药代替。

主要不良反应
出血后很难止住，可出现胃炎、胃溃疡、荨麻疹、哮喘等症。
商品名称
拜阿司匹林肠溶片、百服宁滴剂等。

硫酸氢氯吡格雷

一种能预防血小板聚集在一处的药。患者在植入支架后有时需要同时服用硫酸氢氯吡格雷和阿司匹林。
主要不良反应
出血后很难止住。
商品名称
波立维等。

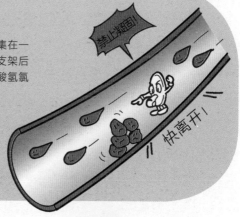

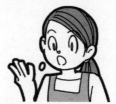

能预防心肌梗死发作和复发，并治疗心力衰竭的药物

　　心肌梗死一旦发作，心脏便会遭受到严重的损伤。而能促使心脏一直保持良好状态的是血管紧张素转化酶抑制剂（ACE抑制剂）和血管紧张素Ⅱ受体拮抗剂（ARB）。这两种药都以降压为主要功能。很多时候，医生会让患者在服用钙拮抗剂后服用它们中的一种。

　　ACE抑制剂是一种抑制收缩血管、降低血压的降压药。因为它能减轻心脏的负担，预防心脏功能下降，所以它也作为预防心肌梗死发作与复发，治疗心力衰竭的药物使用。除此之外，它还作为预防动脉硬化和治疗糖尿病肾病的药物使用。服用该药无须过多担心，其常见的不良反应是干咳。

　　在日本，医生经常给患者开的是ARB。虽然它的作用机理多少有别于ACE抑制剂，但它拥有与ACE抑制剂相近的功能——降低血压，且服用ARB不会产生服用ACE抑制剂时常常会出现的不良反应——干咳。

用来治疗冠心病的药

ACE抑制剂、ARB、阿司匹林（见120页）、β受体阻滞剂（见118页）和他汀类药物这4种药，通常作为治疗冠心病的标准药物使用。

ACE抑制剂

ACE抑制剂即血管紧张素转化酶抑制剂。它是一种用来治疗高血压的降压药。其保护内脏器官、预防动脉硬化的效果很不错，通常用来预防心肌梗死的复发、治疗心力衰竭和糖尿病肾病。

主要不良反应
干咳、血管性水肿、脸部（或舌头、喉咙）肿胀等。
商品名称
依拉普利马来酸盐、培哚普利等。

ARB

ARB即血管紧张素Ⅱ受体拮抗剂。这是一种能获得与ACE抑制剂相同效果的药。

主要不良反应
头痛、头晕、恶心、脸部发热等。
商品名称
博脉舒、结页沙坦、氯沙坦、奥美沙坦酯、替米沙坦等。

他汀制剂

他汀制剂即羟甲基戊二酰辅酶还原酶抑制剂。具有降低低密度脂蛋白、增加高密度脂蛋白的作用，是一种可改善冠心病的重大危险因素——高脂血症的药。
主要不良反应
肾功能障碍、偶见横纹肌溶解综合征等。

商品名称
普伐他汀、辛伐他汀、阿托伐他汀、瑞舒伐他汀等。

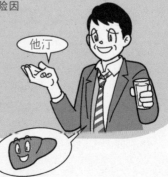

他汀

不给身体带来很大负担的经皮冠状动脉介入治疗

当药物治疗后依然存在心绞痛症状或冠状动脉血流减慢的症状时，为了不患上由冠状动脉狭窄导致的心肌缺血，一般要实施经皮冠状动脉介入治疗。

经皮冠状动脉介入治疗和导管检查一样，都是先局部麻醉，再将导管（细管）插入冠状动脉中。插入部位可在"手腕""肘部""大腿根"中选择，日本医生近来选择从患者手腕插入导管的介入治疗有所增加。而治疗复杂的病变时，则经常使用大腿根的粗血管。导管被送至冠状动脉的入口处后，通过扩张狭窄部位使血流状态恢复正常。医生在治疗时，通常需边观看能呈现血管内部情况的监视器，边进行操作。

其最大的特点是，治疗时间短（1~2小时），并且不会给身体带来很大负担。而且，患者大多恢复快，住院时间短。如果治疗的是心绞痛，通常只需住院2~3天。经皮冠状动脉介入治疗是介于药物疗法和手术疗法之间的一种治疗方法。

导管的插入方法和路径

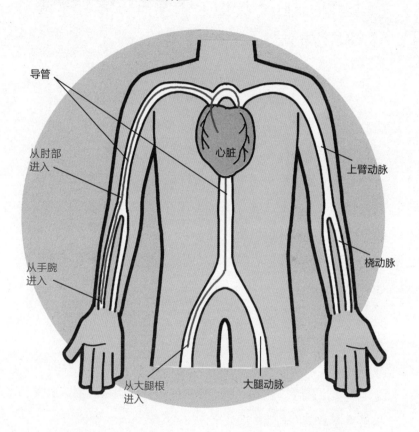

导管

从肘部进入

心脏

上臂动脉

从手腕进入

桡动脉

从大腿根进入

大腿动脉

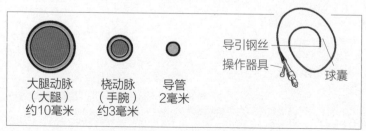

大腿动脉
（大腿）
约10毫米

桡动脉
（手腕）
约3毫米

导管
2毫米

导引钢丝

操作器具

球囊

球囊扩张术和支架植入术是经皮冠状动脉介入治疗的基础

经皮冠状动脉介入治疗的种类有很多*，而作为冠心病的治疗方法最广为开展的是球囊扩张术和支架植入术。

所谓球囊扩张术，即用导管将装有球囊的导引钢丝送入血管的狭窄部位后，通过让球囊鼓起30～60秒来扩张血管。当血管扩张开，血流速度恢复正常后，放出球囊中的气体，拔出球囊。虽然球囊扩张术的成功率高达95%以上，但出现3～6个月后扩张部位再度变窄，刚拔出球囊血管便堵了等问题的概率很高。

为解决这些问题，专家开发出了支架植入术。支架植入术是这么操作的：将包着不锈钢材质的支架（网状筒）的球囊伸入血管的狭窄部位，并使球囊鼓起后，将支架留在血管壁上，拔出球囊。如此一来，便能通过让支架从内侧给血管提供支撑，防止血管再次变窄。

*经皮冠状动脉介入治疗的种类：**球囊扩张术**、**支架植入术**、冠状动脉腔内斑块旋磨术、定向冠状动脉内斑块切除术、准分子激光冠状动脉成形术、血栓吸引术、导管消融术等。

球囊扩张术、支架植入术的操作步骤

● 球囊扩张术

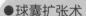

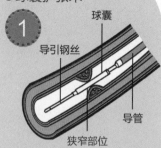

经导管钢丝将装有球囊的导管插入狭窄部位。

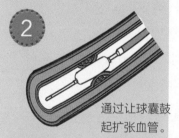

通过让球囊鼓起扩张血管。

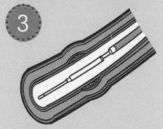

血管扩张开后，放出球囊中的气体，拔出球囊。

● 支架植入术

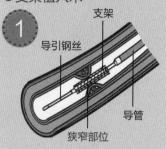

经导管钢丝将球囊上包着支架的导管插入狭窄部位。

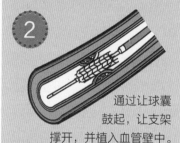

通过让球囊鼓起，让支架撑开，并植入血管壁中。

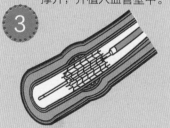

放出球囊中的气体并拔出球囊后，只有支架留在血管中。

冠状动脉腔内斑块旋磨术

　　因为患者对支架的免疫反应因人而异，所以支架植入术也会引发一个新问题：血管细胞增殖，扩张开的部位再次变窄。为了解决这个问题，专家开发出了药物洗脱支架（drug-eluting stent）。2004年，日本政府已为该支架下发许可证。

　　有时动脉硬化一旦恶化，粥样斑块便会因血液中的钙沉淀下来而钙化、变硬。而如果狭窄部位很硬，球囊便无法顺利鼓起，因而也无法实施球囊扩张术。适合治疗这种病变的是"冠状动脉腔内斑块旋磨术"（又称旋磨术）。

　　冠状动脉腔内斑块旋磨术是一种通过导管顶端镶有钻石颗粒的钻磨头高速旋转来削除坚硬的粥样斑块的治疗方法。不过，实施冠状动脉腔内斑块旋磨术需要掌握高超的技术。也正因如此，只有符合标准（如经皮冠状动脉介入治疗的病例数达到多少等）的医院才能实施冠状动脉腔内斑块旋磨术。

需要掌握高超技术的治疗方法

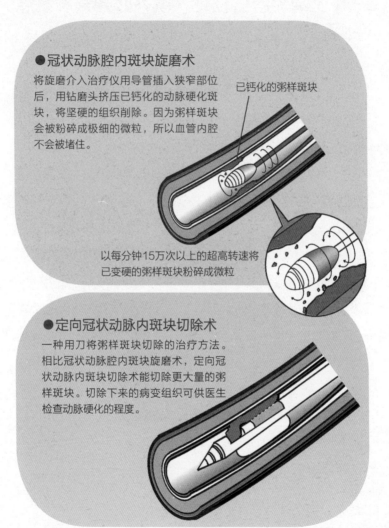

●冠状动脉腔内斑块旋磨术

将旋磨介入治疗仪用导管插入狭窄部位后，用钻磨头挤压已钙化的动脉硬化斑块，将坚硬的组织削除。因为粥样斑块会被粉碎成极细的微粒，所以血管内腔不会被堵住。

已钙化的粥样斑块

以每分钟15万次以上的超高转速将已变硬的粥样斑块粉碎成微粒

●定向冠状动脉内斑块切除术

一种用刀将粥样斑块切除的治疗方法。相比冠状动脉腔内斑块旋磨术，定向冠状动脉内斑块切除术能切除更大量的粥样斑块。切除下来的病变组织可供医生检查动脉硬化的程度。

一患上急性心肌梗死，就有必要开展紧急治疗

当怀疑患上急性心肌梗死等急性冠状动脉综合征时，如果从出现症状开始算起的3小时内能让堵塞不通的冠状动脉的血流恢复畅通，就能将对心脏的损伤控制在最小限度内。冠状动脉的堵塞时间越长，位于堵塞部位后方的心肌越会因缺血而坏死。因此，我们有必要尽早疏通堵塞的冠状动脉，让血流恢复畅通。虽然具体怎么治疗也要看患者的病情，但大多数心血管内科医生都会对症状出现12小时以内的患者实施经皮冠状动脉介入治疗。

一旦有患者抵达急救门诊，医生便会马上为患者做必要的检查（心电图、血液检查等）。当诊断为急性冠状动脉综合征时，他们会尽早判断是否能为患者实施经皮冠状动脉介入治疗。如果能实施经皮冠状动脉介入治疗，他们会向患者本人及其家人说明患者的病情以及实施经皮冠状动脉介入治疗的必要性和危险性，并在患者签署知情同意书后开始实施经皮冠状动脉介入治疗。

急救治疗的流程（例）

如果突然感受到强烈的胸痛，应马上叫急救车

被急救车送至心血管专科医院或大型综合医院

马上做必要的检查（心电图、血液检查等）

诊断为急性冠状动脉综合征
▶有时诊断和治疗会同时进行

判断能否实施经皮冠状动脉介入治疗
▶在症状出现12小时内实施经皮冠状动脉介入治疗是一大原则

向患者本人及其家属说明患者的病情以及
实施经皮冠状动脉介入治疗的必要性、危险性
▶患者家属签署知情同意书

将患者移至手术室，实施经皮冠状动脉介入治疗

通常，如果从出现症状开始算
起的3小时内能让血流恢复畅
通，就能将对心脏的损伤控制
在最小限度内。

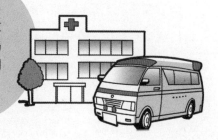

能建立新血管通路的冠状动脉搭桥术

冠状动脉搭桥术是一种通过移植身体其他部位的血管，在冠状动脉的狭窄部位建立一条血管通路（旁路）的手术疗法。当在实施经皮冠状动脉介入治疗后，如冠状动脉再度出现狭窄以及不适宜或不能再实施经皮冠状动脉介入治疗时，医生会选择冠状动脉搭桥术。

用来建立血管通路的血管被称为"供移植用的血管（graft）"。建立血管通路时使用的都是患者本人的血管。位于胸骨内侧的左右胸廓内动脉、给胃输送血液的胃网膜动脉、从肘部延伸至手腕的桡动脉、位于大腿的大隐静脉等都是可供移植的血管。因为这些血管即使切下一根，别的血管也能代替它们工作，所以不会出现问题。

做冠状动脉搭桥术时，需先对患者实施全身麻醉，再纵向切开胸部的中央部位。因为该手术对身体带来的负担很大，所以一般需要住院2～3周。只要做了该手术，血流就能完全恢复畅通，无须担心还会像经皮冠状动脉介入治疗一样再度出现狭窄部位。在决定是否做之前，请一定要听听心血管内科的专业医生对做冠状动脉搭桥术的必要的详细解释。

旁路的接合方法（例）

将大隐静脉作为供移植用的血管

切掉两端，一端接在大动脉上，另一端接在冠状动脉上

将左胸廓内动脉作为供移植用的血管

一端保持原状不变，另一端接在冠状动脉上

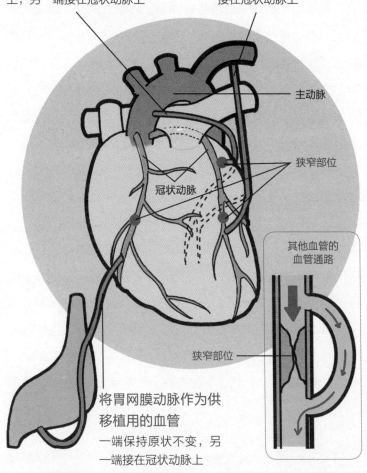

主动脉

狭窄部位

冠状动脉

其他血管的血管通路

狭窄部位

将胃网膜动脉作为供移植用的血管

一端保持原状不变，另一端接在冠状动脉上

无须使用人工心肺机的冠状动脉搭桥术已成为当下的主流

冠状动脉搭桥术以前采取的是让心脏暂时停止跳动后使用人工心肺机使冠状动脉和旁路吻合*的体外循环冠状动脉搭桥术。这种搭桥术的缺点是，一旦心脏停止跳动，就会给患者的身体带来很大的负担。现在，无须让心脏停止跳动，通过将稳定器安在缝合部位使心脏固定并使冠状动脉和旁路吻合的非体外循环冠状动脉搭桥术，已成为当下的主流。

体外循环冠状动脉搭桥术因为需要让心脏暂时停止跳动，并让血液排出体外，所以它还存在导致脑梗死发作或降低肾功能、肺功能的风险——虽然发生概率很低。但另一方面，它也有优点：因为心脏停止了跳动，所以可以将冠状动脉和旁路准确地吻合在一起。而非体外循环冠状动脉搭桥术不仅可以避免由人工心肺机带来的不良反应，还能缩短患者的住院时间（因为术后恢复很快）。而且，即使是难以做搭桥术的老人或有并发症的人，都能做非体外循环冠状动脉搭桥术。不过，在心脏跳动的状态下做搭桥手术需要非常高的技术。

*吻合：通过做手术将血管或肠道等接合在一起。

冠状动脉搭桥术的基础知识

　　如果手术给身体带来的负担很小，那么住院时间和术后恢复时间都能缩短。如此一来，患者便能快速回归社会。

先安装稳定器再做具体操作的
非体外循环冠状动脉搭桥术

在冠状动脉狭窄部位的下层锁定缝合部位后，先将稳定器安装在缝合部位，再固定住心脏，使冠状动脉和旁路吻合

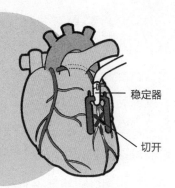

稳定器

切开

无须切开胸骨的微创冠状动脉搭桥术（MIDCAB）

按照胸部的切开方式，可以将冠状动脉搭桥术分为"非体外循环冠状动脉搭桥术（OPCAB）"和"微创冠状动脉搭桥术（MIDCAB）"。一般来说，纵向大幅度切开胸骨的是非体外循环冠状动脉搭桥术，而只在肋骨和胸骨之间切开一个小口的是微创冠状动脉搭桥术。微创冠状动脉搭桥术因为做完微创手术的伤口很窄，所以不仅恢复很快，术后的疼痛很小，伤口也不明显。

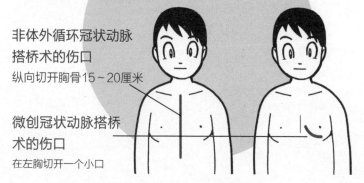

非体外循环冠状动脉
搭桥术的伤口
纵向切开胸骨15～20厘米

微创冠状动脉搭桥
术的伤口
在左胸切开一个小口

冠状动脉搭桥术已不受年龄及并发症限制

采取经皮冠状动脉介入治疗还是做冠状动脉搭桥术，要看冠状动脉的堵塞部位在哪里以及变窄的血管或堵塞不通的血管有几根。除此之外，还要考虑患者的年龄和有无并发症等。

2012年2月，日本某医生团队在给天皇（79岁）做完手术后对外宣布，天皇已做完针对心绞痛的冠状动脉搭桥术。

十几年前，如果患者是80岁左右以及年龄更大的老人或有并发症的人（如因肾功能衰竭而做人工透析等），便无法做冠状动脉搭桥术，因为他们做冠状动脉搭桥的风险很高。但是，自从不使用人工呼吸机的非体外循环冠状动脉搭桥术问世后，做冠状动脉搭桥术的老人和有并发症的人变得越来越多。之所以越来越多的人选择此手术，是因为其给身体带来的负担很小。

日本的冠状动脉搭桥术成功率很高，现已达到世界顶尖水平，5年内的复发率也非常低。

只会给身体带来很小负担的经皮冠状动脉介入治疗对比治疗复杂病变十分有效的冠状动脉搭桥术

经皮冠状动脉介入治疗和冠状动脉搭桥术有以下特点。

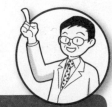

●由心血管内科医生主刀的经皮冠状动脉介入治疗

长处	短处
• 给身体带来的负担小 • 实施局部麻醉 • 治疗时间短 （通常1~2小时） • 可以反复治疗	• 有时血管会再度变窄 • 不能应对所有病变，如存在并发症的复杂病变等

●由心脏外科医生主刀的冠状动脉搭桥术

长处	短处
• 冠状动脉再度变窄的情况很少出现 • 确实能重建血运 （完全性血运重建率很高） • 患者能快速回归社会等	• 因为要做开胸手术，所以会给身体带来很大的负担 • 实施全身麻醉 • 手术时间长 （通常需要5小时左右） • 必须小心并发症 • 很难再做一次手术 • 可能会引发脑梗死等

使心脏功能和运动能力恢复的心脏康复

　　患者在做过经皮冠状动脉介入治疗、冠状动脉搭桥术等外科治疗后，心脏会遭受很大的损伤，心脏的功能和运动能力都会显著下降。因此，患者在出院后无法马上恢复正常的生活。有时甚至必须改变之前的生活习惯以及一些做法。而且，因为患者有过心脏病发作的痛苦体验，所以他们生活中通常会害怕哪天再次出现心脏病发作或担心自己以后不能回归社会。

　　而心脏康复作为康复的一个领域而备受关注。所谓心脏康复，即为让心脏病患者恢复体力、重拾自信、回归社会或职场以及预防心脏病再次发作，过上舒适的生活而开展的综合性康复工作。内容包括运动疗法、饮食疗法、生活指导、心理咨询（个人面谈）等。

何为心脏康复

　　请到配有心脏康复师的专门机构去做心脏康复，如果你所住的医院没有心脏康复师，可以请主治医生为你介绍一个。

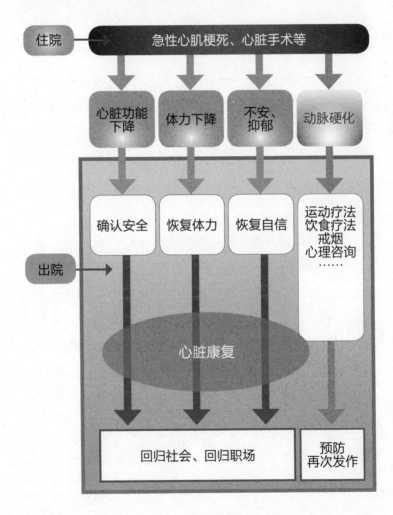

心脏康复开始的时间

心脏康复很多都是在结束重症监护室治疗并转入普通病房之时开始。最初从非常小的运动量开始做起，比如从病床上起来、坐在椅子上、站起来等。虽然在结束重症监护室的治疗后越早开始心脏康复越有效，但通常在治疗结束后，不仅心脏功能容易变得不稳定，还容易出现心律失常、心力衰竭、肺水肿等并发症。因此，一般要等到心脏功能稳定，引发并发症的危险因素消失后，再根据患者的病情让患者开始做合适的心脏康复训练。

住院期间患者能恢复到什么程度是因人而异的。仅患有心肌梗死的人和同时患有心力衰竭和脑梗死的人，其康复进程的内容和推进方式各不相同。出院后，患者还要定期去医院或在家接着做心脏康复训练。而且，并不是能回归社会就意味着他们可以停止做心脏康复训练。为了防止再度复发，他们必须要终身持之以恒地在家里或当地的运动机构等地方做心脏康复，要一直坚持戒烟并实践运动疗法、饮食疗法等。

心脏康复进程表的时期划分

心脏康复进程表按照工作开展的进程可以分为3个时期。

第1期：急性期　▶1~2周

目标　生活自理

场所　医院中的重症监护室、普通病房

内容　洗脸、排便、洗淋浴、在走廊行走等日常基本动作。在急性期的治疗不断往前推进的同时，分阶段增加康复的负荷量（活动量），为患者开展心脏功能评估检查。提供生活指导、戒烟指导等

第2期：恢复期　▶2~3个月

目标　出院、回归社会、回归职场

场所　从住院做康复转为定期去门诊做康复、在家做康复

内容　运动负荷试验等功能评估检查、积极的运动疗法、心理咨询
（关于回归工作的问题、不安等心理问题、饮食疗法等需征求专业人士的意见）

第3期：维持期　▶终身

目标　终生维持舒适的生活

场所　通过在家做康复、在当地的康复机构做康复训练防止心脏病复发

内容　运动疗法、饮食疗法、戒烟等

心脏康复的建议

到目前为止，运动能力的增强是患者通过做心脏康复取得的最明显效果。心脏功能正在下降的人，并不是必须安静地待着，对于他们而言，通过做心脏康复训练提升运动能力反而更利于心脏功能的恢复。

做心脏康复无须担心是否会出现危险。因为众所周知心脏康复是一种给脆弱的心脏施加压力的训练。为了应对所有可能发生的情况，医护人员们都是做好预防心律失常等危险状态的准备，再让患者在有万全措施的环境下做心脏康复训练。因此，请勇敢积极地挑战自己吧！

此外，关于心脏康复的目标是回归职场还是恢复日常生活能力，与主治医生商谈并选择适合自己的方式来做康复训练是十分重要的。克服精神上的不安也是心脏康复训练的一大目标。

另外，心脏康复并不是哪家医院都能开展的。如果你所住的医院不能做心脏康复训练，可以请主治医生为你介绍一家。

心脏康复的效果

我们都知道，患者通过参加心脏康复活动，可以获得各种各样的效果。其主要效果如下。

恢复体力，能轻松地做日常动作

使再次发作的不安或抑郁症状有所减轻，能心情愉快地生活

对动脉硬化的三大危险因素（高脂血症、高血压、糖尿病）有所改善

运动可以预防冠状动脉内腔出现狭窄部位，形成血栓。心肌梗死的复发风险和猝死的风险有所降低

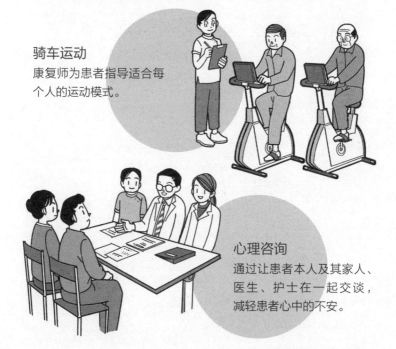

骑车运动
康复师为患者指导适合每个人的运动模式。

心理咨询
通过让患者本人及其家人、医生、护士在一起交谈，减轻患者心中的不安。

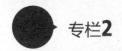 专栏**2**

观察术后状态也是重要一环

做完冠状动脉搭桥术后，患者一般需要通过做心脏康复来恢复自己的体力。至于何时才能真正回归社会、回归职场，则需要主治医生通过观察患者的恢复状态来判断。

做完手术满1年后，患者需要通过做心导管检查、冠状动脉CT检查、心脏超声检查来确认血管通路是否在正常发挥作用。术后的状态观察是很重要的一环，患者一定要定期做检查。

实施经皮冠状动脉介入治疗的前后，血管的状态截然不同！

◀变窄的血管

通过植入支架开展治疗▶

血管变宽，血流恢复畅通▶

第6章

有助于预防心肌梗死、心绞痛的日常生活方法

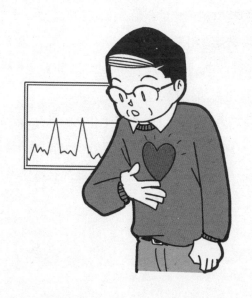

预防动脉硬化，让冠心病不复发

　　心绞痛和心肌梗死是由动脉硬化导致的生活习惯病。引起心绞痛、心肌梗死的危险因素有高血压、高脂血症、糖尿病、肥胖、吸烟、压力等。如果我们针对这些危险因素，以"饮食""运动""戒烟""解压"为重点来改善患者的生活习惯，便能从根源上预防心绞痛和心肌梗死。

　　据统计，在心肌梗死发作后的5年内，约有18%的男性患者和35%的女性患者会再次发作。所以为了防止心肌梗死再次发作，在接受外科治疗后，患者也应边坚持做心脏康复训练，边努力逐一清除会引发心绞痛和心肌梗死的危险因素，并为不给心脏增添负担而遵守日常生活中的注意事项。让冠心病不复发，做到这几点，十分关键。

　　既然我们知道相当于"血管老化"的动脉硬化是引发心绞痛和心肌梗死的幕后推手。如果我们能预防动脉硬化，便能更有效地降低患上心绞痛和关乎生命的心肌梗死的风险。

不健康的生活习惯会让疾病像多米诺骨牌一样逐一拜访你

各种生活习惯病不是一下子出现的，而是在经过长年累月的累积后，以多种疾病错综复杂地纠缠在一起的方式发作。如果起初有"吃得过多""运动不足"等不健康的生活习惯，那么这些生活习惯就会成为引发疾病首张被推倒的多米诺骨牌。

不健康的生活习惯

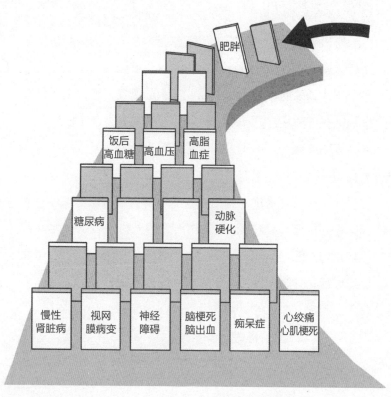

通过采取均衡营养，吃八成饱的方法消除肥胖

我们知道一旦身体发胖，身体就需要更多氧气和营养物质，所以心脏的负担便会加重。而且，这3个能引发心绞痛、心肌梗死的动脉硬化的危险因素（高血压、高脂血症、糖尿病），无论哪个，其背后推手之一都是肥胖。

所以有点胖的人都应为消除肥胖而努力。因为身体瘦下来后，不论是高血压，还是高脂血症、糖尿病，都有可能一举消灭。消除肥胖就是具有如此重大的意义。所以请了解自己的肥胖度（见149页图），朝着标准体重努力奋斗吧！

一提起减肥，不少人都会想到节食，并突然大幅度减少进食量。其实，体重急剧减少，不仅有损健康，在结束"非常时期"后还容易恢复到原有水平（即大家所说的"体重反弹"）。想要有效地减轻体重，正确的做法是每天按时吃营养均衡的3餐，适度做有氧运动。请将"3菜1汤"定为每顿饭的标准，并将营养均衡的饭菜吃到八成饱吧！

了解自己的肥胖度和标准体重

先来了解下自己的肥胖度和标准体重。我们常说的BMI（Body Mass Index）就是衡量人体胖瘦程度的一个体质指数。BMI在22左右，被视为最理想的体重。而肥胖度越高，患动脉硬化的风险越高，且心脏的负担也会相应加重。请按照公式算出自己的指数，并将该指数作为自己的减重基准吧！

●肥胖度

$$\boxed{\text{BMI}} = \boxed{\text{体重（千克）}} \div \boxed{\text{身高（米）}} \div \boxed{\text{身高（米）}}$$

●肥胖的判定

< 18.5　……………… 体重过低
18.5～23.9　………… 体重正常
24.0～27.9　………… 超重
≥28　………………… 肥胖

不过，从医学的角度看，BMI≥25的人不一定需要减重。

●标准体重的计算方法

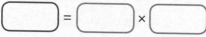

$$\boxed{\text{标准体重（千克）}} = \boxed{\text{身高（米）}} \times \boxed{\text{身高（米）}} \times \boxed{22}$$

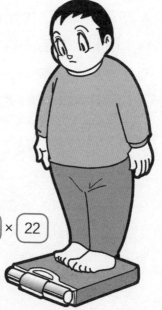

要特别注意腰围过大的内脏型肥胖特别容易引发高血压、高脂血症、糖尿病等

149

每天的盐分摄入量控制在6克以内

在日常饮食中必须特别注意的是盐分的过量摄入。一旦盐分摄入过多，血液中的钠浓度便会升高。而身体想要让钠浓度恢复正常，血液中就必须有更多的水分，所以血液总量便会增加，而血液总量一增加，便会加重心脏的负担。

据报道日本人每日的盐分摄入量为10～12克。而在中国，截止到2012年，我国城市居民每日食盐量为10.3克。医生建议，即使是健康的成年人每日的盐分摄入量也应控制在6克以内。而患有高血压或心脏病的人，则应控制在4克以内。有时，医生甚至会根据具体情况要求患者摄入更少的盐分。

我们生活中有很多觉得吃含盐少的饭菜很没味道的人。但其实蔬菜、水产等生鲜食品，如果能选择当季新鲜食品，并好好品味食材本身具有的鲜味，即使减少了盐分，吃起来也很美味。

而多数餐馆的饭菜及火腿、香肠、干制品、面包等加工食品，本身就含有很多盐分，我们吃这些食物时应保持警惕。

减盐要领

光控制盐、酱油等调味料，并无法减盐。请边看标有食材的含盐量的"热量表"，边确认食材的含盐量吧！

确认食材的含盐量

☐ 不喝面条、荞麦面等面类食物的汤汁

☐ 酱油、调味汁、沙拉酱等调味品不是浇着吃，而是蘸着吃

☐ 使用减盐酱油、减盐黄酱等

☐ 充分利用食醋或柠檬、柚子等柑橘类水果的酸味来调味

☐ 充分利用胡椒、生姜、大蒜、葱、芥末等佐料

☐ 用海带、干制鱼、小沙丁鱼干等食材增加汤汁的鲜味

☐ 充分利用核桃、杏仁等坚果的香味进行调味

☐ 积极摄取钾

●钾有什么作用？

大量存在于蔬菜和水果中的钾的作用是，一旦体内的钠含量过剩，它便能促进肾脏来过滤钠，并让钠通过尿液排出体外。不过，肾脏病患者不宜摄入过多的钾，他们应听从主治医生的指示。

▶富含钾的食品：海带丝、纳豆、菠菜、大豆、芋头、香蕉等。

巧妙控制胆固醇，让血流更通畅

脂类在人体中一直发挥着重要的作用，如在肝脏中变为胆固醇和甘油三酯为人体供能，或成为细胞膜的组成成分等。因此，我们必须适量摄取脂类。但是，脂类摄取过量会引发肥胖、高脂血症。

从什么食材中摄取脂类，是一个重要的问题。脂类包括大量存在于动物性食品中的饱和脂肪酸和大量存在于植物性食品、鱼类中的不饱和脂肪酸。如果我们摄入了过多的饱和脂肪酸，就会增加体内的"坏胆固醇（低密度脂蛋白）"和甘油三酯，可使血液变得黏稠——而血液黏稠是导致动脉硬化的一大危险因素。不饱和脂肪酸则具有减少体内的"坏胆固醇"，使血流保持畅通状态的作用。换言之，不饱和脂肪酸能使血液畅流不息。

所以在肉和鱼之间优先选择鱼，是我们应遵循的一大饮食原则。当你想吃肉菜时，如果是牛肉、猪肉，应选择里脊肉、大腿肉；如果是鸡肉，应选择鸡胸肉。而且，在做准备工作以及烹饪时应通过切除肥肉或涮着吃、烤着吃、蒸着吃等方式，以去除多余的脂肪。

应摄入的脂类和不应摄入的脂类

　　总是容易被视为"坏蛋"的脂类，其实是我们人体不可或缺的营养物质。但是我们在摄入足量的脂类时，还要保证脂类的质量。所以先学会辨别哪些是应积极摄入的脂类，哪些是应尽量避开的脂类再有选择地摄入脂类。

●应积极摄入的脂类

n-6系列脂肪酸：亚油酸、
γ-亚麻酸等
摄入适量，可以降低血液中的
总胆固醇
▶红花油、葵花籽油、玉米
油、芝麻油、肝等

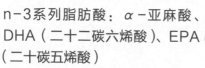

n-3系列脂肪酸：α-亚麻酸、
DHA（二十二碳六烯酸）、EPA
（二十碳五烯酸）
预防血栓形成，减少甘油三酯
▶苏子油、紫苏油、青背鱼（金枪
鱼、沙丁鱼、秋刀鱼、青花鱼、竹
荚鱼等）

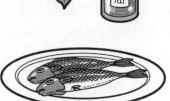

亚油酸
降低血液中"坏的胆固醇"
▶橄榄油、杏仁油、菜籽油等

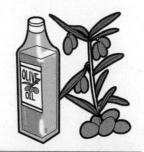

●应尽量避开的脂类——饱和脂肪酸

增加胆固醇和甘油三酯
▶牛肥肉、猪肥肉、黄油、棕榈油、椰子油等

积极摄入膳食纤维，巧妙控制糖分的摄入量

控制热量是糖尿病饮食疗法的核心内容，最近减少糖分摄入量的"糖分控制法"正成为备受大家关注的话题。但因为这还有待进一步研究，所以我们或许可以说糖分控制法是治疗糖尿病的其中一个方法吧！

我们应该保证合适的能量摄入量，并少量而均衡地吃多种食品。通过积极摄入膳食纤维，不仅能减轻心脏的负担，还能预防糖尿病，控制动脉硬化进一步恶化。膳食纤维分为可溶于水的"可溶性膳食纤维"和难以溶于水的"不溶性膳食纤维"。大量存在于蔬菜、海藻、水果中的是可溶性膳食纤维，可以阻止身体对血液中的胆固醇和钠的吸收，使饭后血糖上升缓慢，并使胰岛素稳定地发挥作用。

而大量存在于谷类、豆类、薯类、根菜类蔬菜、菌类的是不溶性膳食纤维，可以通过调整肠内环境激活肠道，来改善便秘。而且，这些食材还富含能通过抗氧化作用防止动脉硬化的维生素A、维生素C、维生素E以及能预防高血压的钾等营养物质。

甜食和淀粉是糖分的主要来源

　　碳水化合物可细分为膳食纤维和糖分。因为糖分和膳食纤维在人体中的作用存在很大的不同，所以我们应分开考虑。日常饮食中的"甜食"和"淀粉"是糖分的主要来源。

●应减少摄入量的甜食

单糖　葡萄糖、果糖等

▶橙子、葡萄、苹果、蜂蜜等

双糖　砂糖、乳糖等

▶水果蛋糕、点心、糖果、加糖的牛奶咖啡等

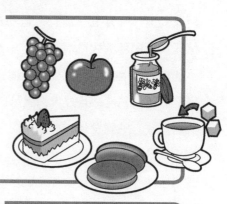

●糖分应从淀粉中摄取

谷类、豆类、薯类

▶米饭、面包、玉米等消化吸收慢，摄入后的血糖值上升缓慢
心脏病患者摄入这类糖分也属于低风险

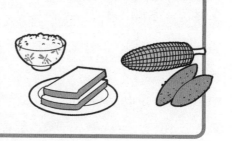

●使饭后血糖值缓慢上升的含膳食纤维的食物

蔬菜、菌类：牛蒡、胡萝卜、南瓜、西蓝花、干香菇

薯类、豆类：魔芋、扁豆、豆腐渣、红豆、纳豆

水果及果干：杏干、柿干、西梅干、橘子

海藻：裙带菜、海带

谷类：燕麦片、玄米、荞麦

每天都要做适量的有氧运动

运动不仅能提高心肺功能，还能有效预防心绞痛、心肌梗死的发作和复发。而且，运动对改善高血压、高脂血症、糖尿病、肥胖症也颇有效果。不过，曾发作过心脏病的人，不能剧烈地运动。因为人在运动时，交感神经发挥优势作用，而运动强度一旦过大，就可能因心跳速度及血压上升过快而导致心脏病发作。这类人需运动前要向医生咨询，并在医生的指导下做运动。

运动分为有氧运动和无氧运动，其中不会给心脏增加负担的是步行、慢跑、慢速游泳、骑自行车等有氧运动。像短距离快跑、肌肉锻炼等需要瞬间爆发出强大力量的无氧运动虽然能锻炼肌肉，但也会因血压和心跳速度瞬间上升而给心脏增加负担。

能轻松开始的是步行这项运动。在散步的同时开展步行锻炼，不仅能让身心放松下来，还能消除压力。日常，大家应选择一项自己能轻松坚持下去的运动。

步行的要领

　　在做步行等有氧运动时，应以"每天走30~60分钟，身体微微出汗的程度"为标准。即使每周只步行3~4次，也有效果。让自己养成运动的习惯，是非常重要的一件事。

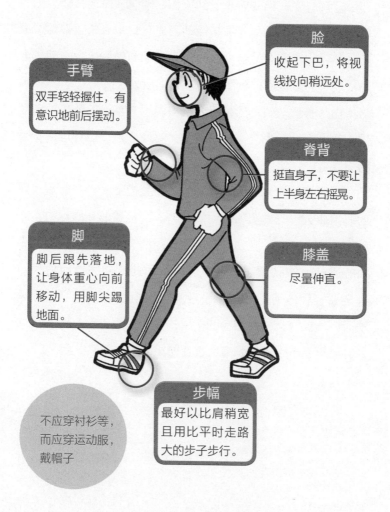

脸
收起下巴，将视线投向稍远处。

手臂
双手轻轻握住，有意识地前后摆动。

脊背
挺直身子，不要让上半身左右摇晃。

脚
脚后跟先落地，让身体重心向前移动，用脚尖踢地面。

膝盖
尽量伸直。

不应穿衬衫等，而应穿运动服，戴帽子

步幅
最好以比肩稍宽且用比平时走路大的步子步行。

热身运动与缓解运动必不可少

运动时，我们要防止受到扭伤、磕碰、肌肉拉伤、闪腰等伤害。受伤多半是由准备活动不充分，平时缺乏锻炼造成的。如果你想安全地运动，必须在运动前做好热身运动（准备活动）和运动后的缓解运动（整理运动）。

做热身运动的目的是提升肌肉温度、扩展关节的可动区域、提升运动能力。寒冷季节尤其要好好地做热身运动，因为天气变冷，肌肉就会因身体发冷而收缩。

缓解运动能使运动后上升的体温缓慢下降。缓解运动后的肌肉疲劳，是做本项运动的目的。一旦我们开始运动，静脉血就容易流向心脏的方向。而当我们突然停止运动时，流回心脏的血液就无法顺畅地流动。因此，做完运动后我们有必要轻轻地活动身体，慢慢地做缓解运动。做完缓解运动后，不仅副交感神经会开始发挥主要作用，使心跳次数减少，血压趋于平稳，肌肉也会变得柔软。

热身运动与缓解运动

请通过做广播体操、拉伸运动（柔软体操）做热身运动和缓解运动吧！

运动前的热身运动

先活动颈部、腰部、膝盖、脚等处的大关节，再边放松身体边增加身体的温度。边深呼吸边做，效果会更好。

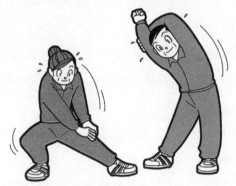

运动后的缓解运动

运动后的肌肉会变得比运动前更硬更收紧。我们应慢慢地拉伸肌肉，使肌肉放松。如果以心情舒畅的状态放松肌肉，会取得不错的效果。

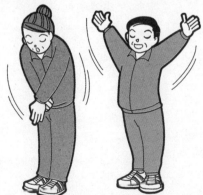

过度运动会导致疾病复发

对于心脏病患者而言，"实际可以运动到什么程度"是一个令人苦恼的问题。越是年轻时经常运动且对自己的体力充满自信的人，越容易过于相信自己的运动能力，进而存在运动过度的倾向。

在运动时坚持选择适合当下的自己的运动方式（种类、量、强度、时间等），是件重要的事。一般来说，发挥本人所持有的最大运动能力的40%~60%是安全的。请将"即使做运动30~60分钟也不会喘粗气，也能边轻松地说话边继续运动"作为运动强度的一个参照标准吧！

医院为了让患者能既安全又有效地实践运动疗法，通常会先用跑步机、测力计等设备给患者做心电图运动负荷试验，再依据结果制订出最适合患者的运动方法。以这种方式制订出的运动方法被称为"运动处方"，是医生为患者规定运动强度时的一个参考标准。请记住，患者一定要在医生的指导下以轻松的姿态安全地做运动。

运动时的健康状态检查

在运动时，是否常常把"要保持健康"放在心上是至关重要的。请养成在运动前、运动中、运动后检查健康状态的习惯吧！

运动前的检查

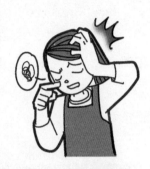

☐ 血压是否比平时高

☐ 是否有身体疲惫，睡眠不足

☐ 前一天的酒精是否还存在体内

▶如果符合以上条件，当日请停止运动。

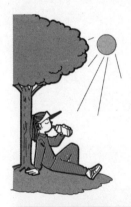

运动中的检查

☐ 有无气喘、心悸的症状

☐ 有无关节或肌肉疼

☐ 有无恶心、冒冷汗、头晕等症状

▶如果符合以上条件，请停止运动，并补充水分后在树下等地方休息，观察身体情况。

运动后的检查

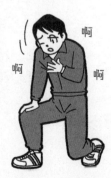

☐ 是否即使过了10多分钟，还有气喘、心悸的症状

☐ 是否有疲劳的感觉

☐ 有无肌肉痉挛（腿抽筋）

▶如果符合以上条件，请主治医生为你重新评估运动处方。

应以自己的心跳数为标准控制运动强度

在知道适合自己的运动方式后，可以将"目标心跳数"作为运动强度的衡量标准。目标心跳数是随年龄和安静时的心跳数发生变化的。其中心跳数是指1分钟内心脏搏动的次数，而安静时的心跳数是指早上醒来后在未起床的状态下测量的心跳数。

请参考右页，试着计算一下自己的目标心跳数吧！需要注意的是，这是健康人的标准。其具体做法是，首先测量安静时的心跳数；接着按照计算公式算出目标心跳数。而知道目标心跳数后，便可在运动途中测量心跳数。运动中心跳数超过目标数值即意味着运动强度已超过标准限度，应立即设法使运动强度缓和下来。

反之，如果运动时的心跳数低于目标数值，即意味着运动尚未达到有效水平。这时，可稍稍提升运动速度增加运动强度。

不过，如果在心跳数未达到目标数值前就已觉得很累，也应停止运动。为了能安全有效地锻炼身体，大家还是知道自己的目标心跳数为好。

心跳数的测量方法

　　担心心脏会出问题的人，应通过每天测量体重、血压、安静时的心跳数，进行自我健康管理。

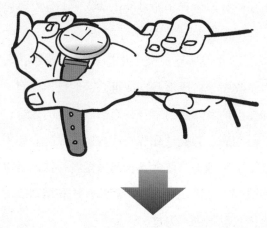

　　将食指、中指、无名指放在脉搏上，并稍稍抬起中指后，即可开始测量。

　　将测量10秒钟后得出的数值乘以6，即能算出脉搏1分钟跳多少下。

目标心跳数的计算方式

$$\left[\left(220^{*1} - \boxed{年龄}\right) - \boxed{安静时的心跳数}\right]$$
$$\times \left(40\% \sim 60\%\right)^{*2} + \boxed{安静时的心跳数}$$

（注解）

*1：最大心跳数：运动时心脏能承担的上限心跳数。

*2：运动强度：健康的成人是60%～70%，没有运动习惯的人是40%～60%。

吸烟有百害而无一利，应马上戒烟

众所周知，香烟含有4000多种化学物质，且以致癌物居多。其中，会严重损害健康的有尼古丁、焦油、一氧化碳。

吸烟时，尼古丁一旦被吸入体内，便会导致心跳数增加、末梢血管收缩、血压上升，加重心脏的负担。而一氧化碳会通过和体内的血红蛋白结合，来阻碍氧气的运送，增加心律失常、心绞痛、心肌梗死等疾病的患病风险。如果不吸烟的人吸入了二手烟，身体危害也与吸烟者一样。所以即使说"只要不戒烟，无论用什么样的药物疗法和运动疗法，都无法改善身体状态"也不为过。

吸烟有百害而无一利！据说戒烟5年的人的冠心病发病率能降到与从未吸烟的人大致相同的较低水平。即使从现在开始戒烟，也绝不算晚。所以请马上开始戒烟吧！

很多人明明知道吸烟有害健康却无法成功戒烟，这是因为他们对尼古丁产生了很强的依赖。当你无论如何都戒不掉时，应去医院的戒烟门诊咨询。

如果在做过诊断测试后，满足"每日吸烟根数×吸烟年数>200"这个条件，即可判定患有尼古丁依赖症。

然而即使有医生给你提供指导，最终能否成功戒烟也还得看自己。依靠自己的强大意志力来戒烟吧！

判定患有尼古丁依赖症的条件

每日吸烟根数×吸烟年数＞200

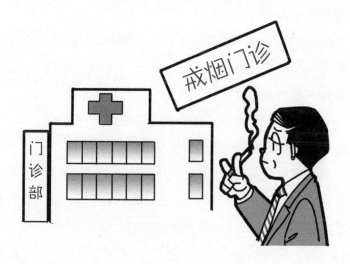

睡前和早起后都应喝一杯水

近年来，"水分不足"已成为引发学龄儿童和老人极易出现的中暑症状一大原因，也是常见于中老年的脑梗死、心肌梗死的一大风险因素。

为了让体内的水分维持平衡状态，我们每天都通过吃饭、喝水给身体补充适量的水分。如果补充的水分不够，身体就会出现脱水的症状。不过，脱水症状是不会马上出现的，因为在身体缺水前，人体调节功能会通过让人觉得口渴，想喝水或减少排尿量发挥调节水分的作用。但是，身体一旦出现脱水症状，便会导致血液浓度升高，血流变慢，氧气和营养物质难以被顺利运送至全身等情况。而这样的结果会使人陷入危险的状态中。

口渴是身体开始出现脱水症状的一大证据。为了防止脱水症状引发健康问题或重大事故，我们有必要在感到口渴前给身体补充水分。所以应养成在睡前、起床后、运动时及运动前后、洗澡前后喝水的习惯。

但是，因为肾病等疾病的治疗需要控制水分，所以这类患者应在主治医生的指导下喝水。

每天人体需要大量水

　　成年男性的身体大约有60%是由水组成的（成年女性大约有50%由水组成——译者注）。如果丢失5%水分，人就会出现脱水症状或中暑症状；如果丢失10%，人就会出现肌肉痉挛、循环衰竭等症状；如果丢失20%，人就会死亡。

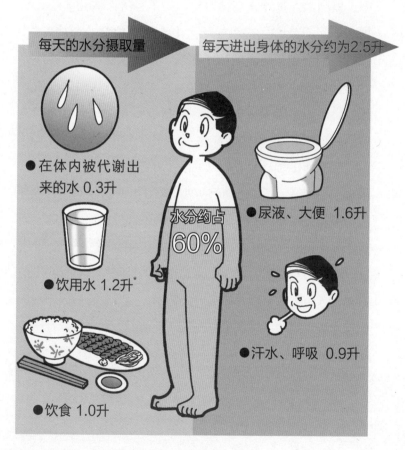

每天的水分摄取量　　每天进出身体的水分约为2.5升

●在体内被代谢出来的水 0.3升

●饮用水 1.2升*

●饮食 1.0升

水分约占 60%

●尿液、大便 1.6升

●汗水、呼吸 0.9升

*2016版《中国居民膳食指南》中建议每日摄入饮用水1.5～1.7升。

剧烈的气温变化会给身体带来重压

　　心绞痛和心肌梗死的最大敌人之一也许可以说是压力吧，剧烈的温度变化也是身体压力的一种。有相关统计数据表明，心绞痛、心肌梗死大多在气温偏低的冬季发作。一旦我们突然从温暖的场所移至寒冷的场所，交感神经便会受到刺激，进而导致血管收缩、血压上升。而这样的结果将会使心脏承受更大的负担。所以尽量制订出万无一失的冬季防寒措施。

　　冬季外出时，冠心病患者除了穿外套外，还应戴帽子、围巾、手套等，做好全面的防寒保暖工作。为了不让自主神经的平衡被打破，平时一定不要让后颈部位的颈椎受凉。而口罩也是预防冷空气直接侵袭身体的有效装备。

　　炎热的夏季我们也需提高警惕。如果我们从超过40℃的户外进入空调效果很好的室内或车中，心脏就容易因剧烈的温差而出现问题。为了避免出现这种情况，大家可以带一件短上衣或一条披肩。

不会给心脏、血管带来负担的气温变化应对策略

无论是冬季还是夏季，室内与室外的剧烈温差都会给血管和心脏施加很重的负担。其实，只要多多呵护身体，就能防止心脏出现问题。

外出时的防寒对策

帽子、围巾、手套是必需品。
戴能遮住耳朵的帽子，防寒效果
更好。

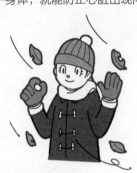

夏季的温差变化也要特别注意

如果在外面暴晒后进入空调效果很好
的室内或车中，心脏就可能会因剧烈
的温差而出现问题。所以外出时请带
一件上衣出门吧！

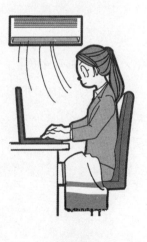

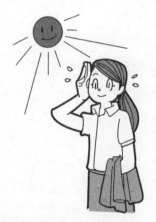

让脚部保持温暖

穿上袜子，让脚部保持温暖，是促进血液循环，
防止血压急剧上升和下肢发冷的一大良策。

生活

洗温水澡可以减轻心脏的负担

日本人虽然大多会在客厅及家人聚集处摆放取暖器，但几乎没有在更衣室、浴室摆放取暖器的习惯。因为客厅和更衣室、浴室以及洗澡时的热水之间存在巨大的温差，而巨大的温差容易引发由心肌梗死、脑出血、脑梗死而导致的猝死，所以要特别注意温差变化。

首先，必须注意的是洗澡水的温度。如果我们用42℃以上的热水泡澡，交感神经就会受到刺激，并进而导致脉搏变快。而且，血压先急剧上升，再在短时间内降低。这种血压变化必将给心脏带来负担。

用42℃以上的热水泡澡，还容易使血液变得黏稠。而且，有时在泡澡出汗后人会陷入脱水状态，血液会变得更加黏稠。此外，如果泡澡时让水没过颈部，水压也会给心脏带来负担。而这样的结果可引起心肌梗死突然发作。

冬季洗澡要特别小心

虽然洗澡有缓解疲劳，消除压力，促进血液循环等效果，但它也会给心脏和血管带来很大的压力。尤其是冬季洗澡，大家更要特别小心。

洗澡时疾病容易发作的人

☐ 65岁以上的老人

☐ 患有高血压、糖尿病、动脉硬化等疾病者

☐ 身体有点胖的人

☐ 泡澡的次数多的人

☐ 喜欢用热水洗澡的人

洗澡前的注意事项

☐ 用取暖器将更衣室和浴室加热至20℃左右

☐ 刚吃完饭或空腹时不洗澡，喝酒后严禁洗澡

☐ 喝1杯水，给身体补充水分

☐ 告诉家人自己即将洗澡

洗澡期间的注意事项

☐ 洗澡水的温暖保持在38～40℃

☐ 泡澡前给身体浇洗澡水，等身体适应水温后再泡澡

☐ 泡澡时洗澡水不可没过颈部，最好不要超过胸部

☐ 洗澡时间最长15分钟，不可过长

☐ 泡澡时让家人时常和自己说话

通过消除客厅和更衣室、浴室、浴池（澡盆）之间的巨大温差，我们可以预防由洗澡期间出现的心绞痛、心肌梗死。

寒冷季节可提前用取暖器将更衣室、浴室加热至20℃左右。

虽然洗澡水温度的选择要看个人的喜好，但一般38～40℃的温水是最适宜的。用这种温度的水洗澡，不仅脉搏和血压不会上升很多，还能取得促进血液循环和放松的效果。而当洗澡时间超过30分钟就会和长跑一样消耗很多体力。建议淋浴时间最长15分钟，泡澡时间3～5分钟即可。

即使用温水洗澡，也不可立刻泡入澡盆中。一定要先给身体浇水，等身体适应洗澡水的温度后再浸泡。且洗澡水的高度最好不要超过胸部。

洗完澡从浴盆中出来时，为了避免摔倒，应边抓住浴盆的边框或扶手边慢慢起身。如果突然起身，可能会出现血压下降的情况。

冠心病患者在洗澡时也要特别注意。应坐在椅子上慢慢地、轻轻地洗。如果洗的时候很用力，就类似于在做无氧运动，而做无氧运动是会给心脏增添负担的。

刚吃完饭或喝完酒是不宜洗澡的，最佳的洗澡时间是饭前。而且冠心病患者应尽量在家中有人时洗澡。担心洗澡期间出问题的患者，如果有家人时不时地和自己说话便能安心不少。

预防心脏病在洗澡时发作

提前给更衣室加热
将小型取暖器放在更衣室，让更衣室变暖。

浴室也要提前加热
以打开浴霸、用淋浴喷头浇水等方式提升浴室的温度。

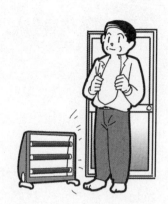

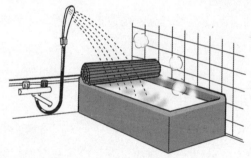

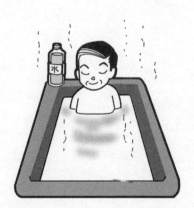

浸泡在温水中时
应浸泡在38～40℃的温水中，水位不超过胸部。不宜长时间泡澡。

冬天上厕所要注温差，且不可太过用力

如前所述，洗澡时的巨大温差会导致血压上升，进而引发心脏病。同样地，冬天晚上上厕所时也易导致心脏病发作，而且因此而倒下的人并不少。因为从温暖的床向寒冷的走廊、冰凉的厕所移动的过程中，人体会出现血压上升，心跳加快的症状。

为了避免这种情况的出现，应在枕边备好睡袍、袜子等保暖衣物，将它们穿上后再去厕所。特别是要做好头部和足部的防寒工作。此外，想办法提升厕所温度也是必要的，如在厕所放一个小型暖炉，使用有加热功能的坐便器等。

排便时用力过度也是大家需要注意的。如果因排便不顺利而多次使劲排便，心脏便会因血压上升、心跳数增加而承受很大的负担。换言之，使劲排便也会给身体带来压力。所以应通过养成良好的生活习惯（如一有便意便上厕所、多摄取富含膳食纤维的食物、多喝水、适度运动等）来促排便。

预防心脏病在夜间上厕所时发作

睡前先暖好被窝

如果被窝很凉，人就容易产生尿意。为了防
止这一点，大家可以提前用热水袋等取暖设
备暖好被窝。

温暖的被窝

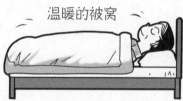

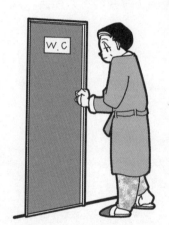

先穿上一件外套，再去厕所

上厕所前应先穿上保暖衣物。头部和
足部的防寒工作尤其要做好。

提高厕所的温度

应想办法提高厕所的温度，如用
小型取暖器、保暖垫、有加热功
能的坐便器等。为了防止排便时
过于用力而摔倒，使用坐便器更
安全。

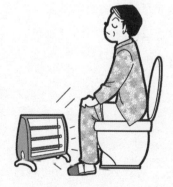

拥有优质的睡眠，减少冠心病危险因素

睡眠除了可以缓解身心的疲劳外，还具有巩固记忆、强化免疫功能的作用。如果一直持续睡眠不足的状态，可能会引发心绞痛、心肌梗死的动脉硬化就会进一步发展。而且睡眠不足还会打破激素和新陈代谢的平衡，引发高脂血症及糖尿病。因此，为了不增加这些危险因子，我们有必要拥有充足的睡眠。

有数据研究显示，20多岁的人一般每天应睡7小时，而60多岁的人一般每天睡6小时。虽然睡眠时间存在个体差异，但一般随着年龄增大，睡眠时间会变短。据研究与睡眠密切相关的激素的分泌量减少是导致睡眠时间变短的一个原因。

睡眠的质比量重要，你是否拥有"醒来的感觉很好，睡得很好"的满足感至关重要。为了拥有优质的睡眠，我们应形成有规律的睡眠节奏。即使每天入睡时间多少有些不同，早上也应在相同的时间起床。另外起床后晒晒太阳，容易调整睡眠节奏。

让人睡得香的要领

为了让自己睡得香，应在调整睡眠节奏的同时，营造一个舒适的睡眠环境。

☐ 白天适度运动，让生活张弛有度

☐ 下午3点前睡20～30分钟午睡放松身心

☐ 通过洗温水澡让入睡更容易

☐ 睡前切忌吃饭、喝咖啡、喝酒、喝红茶、吸烟

☐ 睡前找到适合自己的放松法放松身心（听音乐、做拉伸运动等）

☐ 睡前不看刺激的视频画面

☐ 营造令人愉快的声音、光线的舒适环境

☐ 选择舒适的睡衣、轻柔的被子、适合自己的枕头

☐ 不可在休息日的前一夜熬夜，也不要在休息日储存睡眠

☐ 每天早上在同一时间起床，通过晒太阳重新设置体内时钟

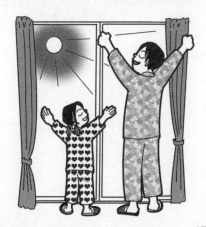

通过晒早晨的太阳，
重新设置体内时钟

177

不要逃避压力，应以自己的方式消除压力

压力会给身心带来各种各样的影响。但是压力在我们日常生活中随处可见，如工作压力、人际关系压力、经济压力、生病带来的压力……

人一旦承受过大的压力，交感神经就会受到刺激，进而导致心跳数增加、血压上升。而且我们也知道：压力过大会增加肾上腺皮质激素的分泌量，而肾上腺皮质激素的增多会导致血液中的胆固醇增多，促使动脉硬化进一步恶化。而当除了短暂的压力，身体还同时承受着慢性压力时，交感神经会长时间处于兴奋的状态。这种状态不仅会导致心绞痛、心肌梗死发作，还会降低心肺功能。

我们清楚地知道，想要清除所有造成压力的原因是不可能的。所以预防心绞痛、心肌梗死发作以及复发的捷径不是思考如何回避压力，而是努力做到不积攒压力，并巧妙地消除压力。想要不积攒压力，首先我们应该做到充分休息。要养成一觉得累便让自己歇一会儿的习惯。

腹式呼吸的练习方法

　　腹式呼吸能有效缓解由压力造成的紧张状态。基本做法是，先从每天练习5次开始做起，待习惯后再每天练习10～20次。应结合当日的健康状态，在快乐中练习。

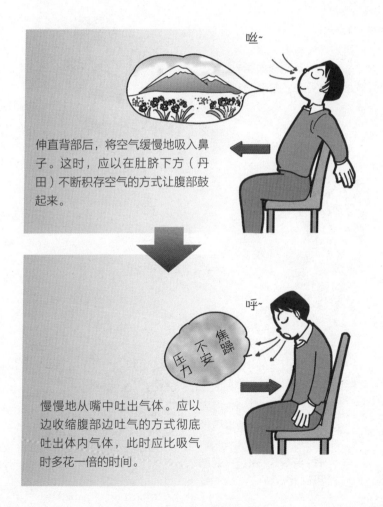

伸直背部后，将空气缓慢地吸入鼻子。这时，应以在肚脐下方（丹田）不断积存空气的方式让腹部鼓起来。

慢慢地从嘴中吐出气体。应以边收缩腹部边吐气的方式彻底吐出体内气体，此时应比吸气时多花一倍的时间。

找到适合自己的减压方法

每个人对压力的感觉都不一样，因此也有各种各样的减压方法。当你埋头做自己喜欢的事并觉得心情愉快时，即使这个时间很短，你的紧张情绪也能得到很大缓解。

与宠物接触

众所周知，人与狗、猫等动物接触时，大脑便会因"幸福激素"被分泌出来而放松下来。

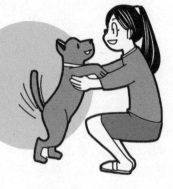

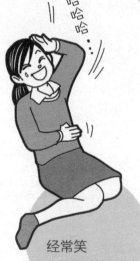

转换心情

培育花草或蔬菜、唱卡拉OK、看电影……通过做身边的小事也可以转换心情。

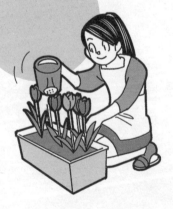

经常笑

人笑的时候，就能缓解自己的紧张情绪。所以积极寻找能让自己开心的事，并经常哈哈大笑就能起到减压的作用。

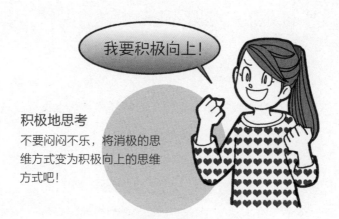

积极地思考

不要闷闷不乐，将消极的思维方式变为积极向上的思维方式吧！

重视家人和朋友

与家人、朋友愉快地交谈以及培养对他们的信任感，都有助于我们消除压力。

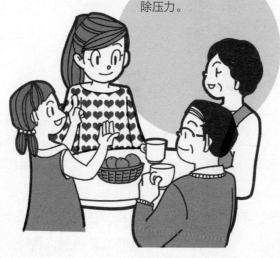

强烈的刺激对心脏不好

看电影、读书等爱好，不仅对心脏的负担小，还能放松身心，而且对心绞痛和心肌梗死的恢复和预防也很有效。不过，我们仍需要注意享受爱好的方式。

比如让人心怦怦跳的恐怖电影、让人不由得捏一把汗的推理小说等，有心脏病的人还是不看为好。另外可能会出现战争场面、搏斗场景或有会让自己受刺激的场景的电视节目也应该有意识地避开。因为如果身心突然承受强压，便会提升急性心肌梗死的患病风险。

一般认为，冠心病的发作与患者的性格以及行为模式有很大的关系。20世纪50年代，美国做过一项名为"容易患上心绞痛、心肌梗死的性格"的调查。结果显示，心绞痛、心肌梗死的发病率以及死亡率中A类型的人（竞争心强、具有攻击性、性子急的人）是B类型的人（内向、无忧无虑的人）的2倍以上。

在日本，即使是好强、爱自作主张的人，在公司同事或外人面前也会克制自己，而且，这种人并不少见。而这么做的结果是，这个人会承受很大的压力。

另外大声发火对心脏也不好。因为我们一发火，就会刺激脑部的神经，进而肾上腺素便会被分泌出来，并给血管施加压力。而且，发火还会刺激交感神经，促使一种名为"皮质醇"的压力激素被分泌出来。

已有报告指出，常生气的人、容易急躁的人患上心肌梗死的风险很高。换言之，生气的次数越多，人的寿命越短。

这些行为也会给心脏带来负担

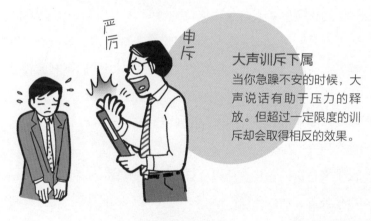

大声训斥下属
当你急躁不安的时候，大声说话有助于压力的释放。但超过一定限度的训斥却会取得相反的效果。

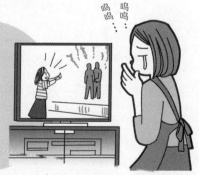

在看电视时产生了不安情绪
哭是缓解压力的一种方法。但是，让人觉得不安和恐怖的电视节目，最好别看。

应按照自己的节奏工作

　　冠心病患者何时回归工作岗位要和主治医生商量后再慎重决定。安静时无发作、复发风险低、没有严重的并发症，是回归工作岗位的最低条件。在回归职场前还应将上下班作为演习"排练"几次，如果身体没有异常情况才能上下班。

　　冠心病患者回归工作岗位的时间也因工作的内容而异。如果需要做高强度的体力活或高度紧张的工作，对冠心病患者来说，回归工作岗位就是一件困难的事，所以有时患者必须考虑转行或更换岗位。如果从事的是伴有危险的工作，就要果断地放弃。虽说如此，但转行需要学习新的工作内容，也会使人产生紧张的情绪，而这也会给人的身心以及经济层面带来很重的负担。所以应该先和职场负责人商量，再找出最佳处理方法。

　　即使回归了工作岗位，冠心病患者也不可像疾病发作前一样干劲十足地工作。因为心肌梗死的很多复发都发生在出院后的1年内，所以能否在获得领导和同事的理解后，按照自己的节奏工作，是一件无比重要的事。

回归工作岗位后的注意事项

对于心绞痛和心肌梗死患者而言，不仅工作容易令人身心疲惫，乘坐挤满乘客的公交车上下班也是一项很辛苦的工作。又因为早晨和傍晚都是心绞痛、心肌梗死容易发作的时间段，所以患者最好错峰上下班。

- ☐ 早上早一点起床，在穿戴打扮好后以从容的姿态出门

- ☐ 不跑着进车站或上下楼梯

- ☐ 上下班时避开人员拥挤的时间段，不坐挤满乘客的公交车，不以一路站着的姿态坐车

- ☐ 不一个人承担有压力的工作

- ☐ 时常边深呼吸边放松心情

- ☐ 上班时间以8小时为上限，不加班

- ☐ 尽量不参加下班后的聚会

- ☐ 拒绝单独去外地工作

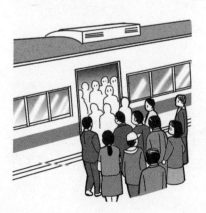
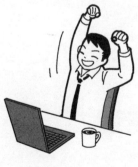

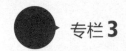

专栏 **3**

心脏病发作时的应急治疗顺序

当心绞痛、心肌梗死发作时，我们该如何冷静地处理？一定要记住以下应急治疗的顺序。

胸痛　　气喘　　心悸

头晕　　冒冷汗　　呕吐　　神志不清

当胸痛发作时，自己做以下事情	当患者因心脏停止跳动而倒下时，周围人做以下事情

第一次发作
叫救护车

发作两次后
①保持安静
②含服硝酸甘油（胸痛时）
③当疼痛或心悸持续10分钟以上时，叫救护车

①呼叫患者
②叫救护车
③如果患者已失去意识，请周围人拿自动体外除颤仪来事发现场
④进行胸外按压
⑤用自动体外除颤仪给患者实施电击治疗

去医院

第7章

心脏病发作时的
应急方法

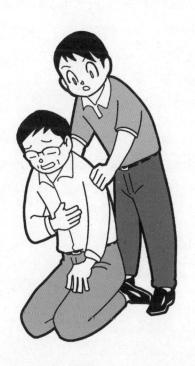

发作时患者本人可以采取的紧急措施

心脏病一发作，身体就会感觉到强烈的胸痛、气喘和心悸。不少人还会伴有冒冷汗、呕吐、喘不上气等症状，进而产生"是不是这样下去连呼吸都会变得困难"的恐惧感。如果你想让自己在这种时候不恐慌，并冷静地采取恰当的应对方法，应预先记住以下心脏病发作时的处理方法。

如果心绞痛发作是由运动引起的，一般只要安静5～10分钟便能自愈。但安静时发作的心绞痛则不一定能自然治愈。当安静时发作的心绞痛发生时，如果之前医生曾给你开过硝酸甘油舌下片，请将该药放在舌下含服。如果15分钟以后症状还未缓解，就可能是患上了心肌梗死，应立即呼叫救护车。

当然，心脏病发作很强烈的时候，患者本人往往什么都做不了。因此，心脏病患者提前将自己的疾病症状告诉家人或同事，并取得他们的理解帮助，是件很重要的事。

如果出现这种情况，请呼叫救护车

心绞痛发作不会像心肌梗死一样危及生命。但是，因为心绞痛发作是心肌梗死的前奏，所以等发作控制住后，应尽早去医院看病。如果出现以下这几种情况，便可能是患上了心肌梗死。这时请马上拨打"120"呼叫救护车，并向周围人寻求帮助。

□ 即使处于安静状态，胸口也疼了10分钟以上

□ 出现伴有呕吐或冒冷汗、出黏汗等症状的疼痛

□ 出现伴有恐惧感、无法忍受的剧烈疼痛

□ 即使以每5分钟服用1次的频率服用硝酸甘油等速效型硝基血管扩张剂2~3次，疼痛也没有缓解

初次心绞痛发作的患者在发作控制住后一定要去医院

初次心绞痛发作的患者，不可因发作已控制住就对心绞痛放任不管，不论多忙，都应当天去医院做检查。因为你可能患的是容易引发心肌梗死的不稳定型心绞痛。

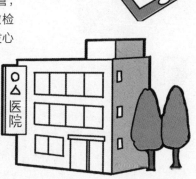

心脏病突然发作，该怎么办

自己能实施的应急治疗

心脏病会在何时何地发作，我们无从知道。为了让自己能冷静地实施应急治疗，一定要预先将如下操作步骤牢记于脑中。

让自己保持安静

当身体出现胸痛、气喘、心悸等症状时，先让自己安静下来以减轻心脏的负担。如果正在外面，应让自己倚靠在某个地方或坐在椅子、台阶上。如果条件允许，最好躺下。

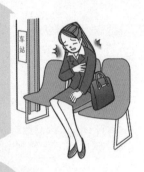

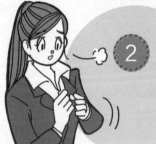

解开衣服

出于放松身体的考虑，男性应解开领带、腰带，女性应解开内衣或纽扣等。

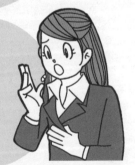

服用硝酸甘油

如果正在接受心绞痛的治疗并随身带着硝酸甘油等速效型硝基血管扩张剂，应马上含服（当胸痛发作时）。

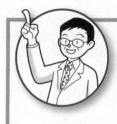

如果在服用硝基血管扩张剂后感觉不舒服，该怎么办？

当硝基血管扩张剂开始发挥作用，使血压降低后，胸痛便会消失。但有时患者也会在服药后产生不舒服的感觉。这时，如果以低着头的姿势向前弯身子或以躺着的姿势抬高双脚，便能觉得轻松许多。

其他应急治疗法
让身体保持温暖

一旦身体觉得寒冷，心脏便会因血管收缩而承受更大的负担。应用围脖、毛毯等保暖物品尽量让身体保持温暖。

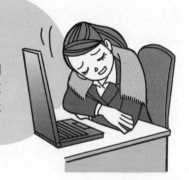

以舒服的姿势待着

当你身处公司等地方时，应以倚靠在椅背上、趴在桌子上、躺在休息室的沙发上等舒服的姿势缓解病情。

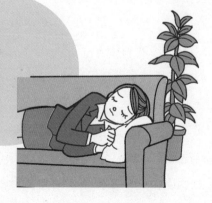

如果呼吸已停止，请拨打"120"

毫无疑问，当突然有人倒在自己的眼前时，谁都会惊慌失措。虽然这时判断是否需对其进行紧急处理是件很难的事，但其实只要掌握一点简单的基础知识，我们便能做出判断。

如果患者还有意识和呼吸，可以暂且松口气。如果有意识但没有呼吸（这种情况很少出现），一般可以认为患者已陷入窒息状态或患有非常严重的哮喘。

如果患者没有意识但有呼吸，则可能是出现了脑卒中，但也可能是因某种原因导致的中毒（这种情况很罕见）。当没有意识也没有呼吸且脉搏也已消失时，这种情况属于心搏停止。

无论是心搏停止，还是陷入窒息状态，没有呼吸即意味着需要做紧急处理。

需要做紧急处理时，请拨打"120"请求救护车出动。

在日本，抢救人员从医院抵达事发现场的全国平均时间为8.3分钟（2013年）。随着救护车出动次数的逐年不断增加，救护车抵达事发现场所花费的时间正在变长。

其原因之一是，为无须紧急处理的轻伤或疾病而请求救护车出动的人占比超过50%。因为救护车的数量是有限的，所以有时会陷入救护车、抢救人员不够的窘境中。

为了让救护车挽救真正需要救命的人，我们必须恰当地使用救护车。而能否恰当地使用救护车，已变得越来越重要。

救护车的呼叫方法

当怀疑患者有心肌梗死或患者失去意识时，必须尽早接受紧急治疗。应按照下面的步骤通报"120"，并申请救护车。

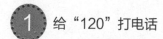 给"120"打电话

用手机或固定电话立刻拨打"120"求救。如果你是现场唯一懂救护的人，最好请旁人帮助你打电话。

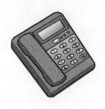

2 通过回答对方的提问，告诉对方事发现场的情况

单方面急匆匆地述说情况，反而无法将具体情况很好地传达给对方。应冷静地回答接线员提出的问题。

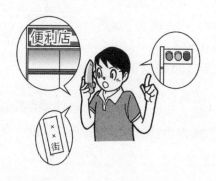

● 住所和记号

在报住址时，应将门牌号、大楼或公寓的名称、楼层数、房间号告诉对方。因为这个时候救护车即将出发，所以能作为记号供人快速寻找住址的店名等也要清楚地告诉对方。

● 通报者的姓名、电话号码

告诉对方打电话者的姓名、所用话机的号码。

● 患者的状态

用简洁的语言如实告诉对方"在何时何地、谁、什么状态"。

如果有经常就医的医院，还需要告诉对方医院名，甚至主治医生的姓名等。

 按照指示操作

当患者出现某些症状时，对方会教你如何做应急处理。一定先仔细听对方讲解，再按照指示操作。

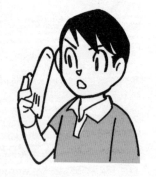

4 家中其他人出门迎接

当家中除了做应急处理的人以外还有其他人时，应到救护车经过的地方将救护车引至住所。如此一来，救护车就能早一点抵达。

5 当救护车抵达后，应告诉救护人员患者的情况

当救护人员抵达后，向他们报告患者的状态。家人、朋友等了解患者情况的人应与救护人员一起乘坐救护车去医院。如患者的发病地点是家中，应提前准备好医保卡、病历本、钱、鞋、服用的药物（药物说明书）等。

● 病情的变化情况

告诉救护人员患者在他们抵达之前的病情变化情况。

● 做过的应急处理

告诉救护人员你在他们抵达之前给患者做过哪些应急处理。

● 患者的既往病史

如果有慢性疾病，应把病名、服用的药物、经常就医的医院名称、主治医生的姓名告诉救护人员。

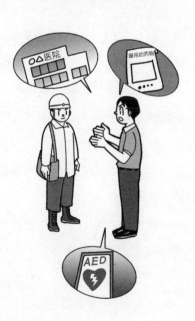

从心脏停止跳动到复苏，5～10分钟便可定胜负

一旦心脏停止跳动，脑供血就会受到影响，脑细胞在5～10分钟内就开始受到损伤。而因受到损伤而死亡的脑细胞是无法复原的。如果心脏停止跳动10分钟以上，且一直未进行心肺复苏，即使在这之后心脏重新开始跳动，意识也可能会因脑细胞受损严重而无法恢复。

据统计在因心脏病发作而猝死的人中，因心室颤动而猝死的人最多。所以如果对心室颤动放任不管，患者的成活率会以约每分钟10%的速度下降。换言之，心脏停搏的患者必须在10分钟内进行施救。从这个意义上我们可以说，如果只是一味地等待救护车前来救治，即使救护车中有电击器械，大多数患者也无法保住性命。因此，家人或在事发现场的市民能否鉴别患者的心脏是否停止跳动，能否确认心跳停止时间是件非常重要的事。

如果在患者的心脏停止跳动后，在救护人员抵达前什么急救措施都没做，患者得救的可能性就会变得很小。这时给患者做胸外按压是很重要的一步。

心肺复苏的实施方法

　　所谓心肺复苏法，即一种给已停止跳动的心脏和已停止呼吸的肺提供救助的方法。因为人工呼吸操作起来稍稍有些难，所以一般人可以省略这个步骤。如果你想让自己在危急时刻发挥作用，就先记住胸外按压的操作方法吧！

 确认意识和呼吸的有无

以"将视线朝向患者的胸部，将自己的脸颊靠近患者的嘴或鼻子"的方式确认患者是否有呼吸。

●当患者是在床上发病时

让患者仰面躺在硬地板上

首先，应尽量让昏倒的人仰面躺在硬地板上。如果患者发病时正躺在床上或沙发上，应将患者挪至地板上。

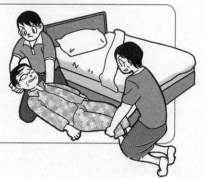

2 按压的位置

左右乳头连线的中央，
即按压胸骨部位。

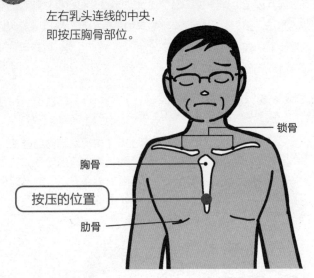

锁骨

胸骨

按压的位置

肋骨

3 手的交叉方式

在进行胸外按压的胸
骨位置上，先放上其
中一只手的手掌根部，
再放上另一只手的手
掌，然后交叉十指。

翘起指尖，不要按压
到胸部的其他地方

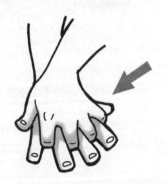

进行胸外按压

让自己的肩部处于手掌的正上方，以不弯曲肘部的姿势用力按压左右乳头连线的中央部位。按压的要领是，以每分钟100次以上的速度一刻不停地按压。即使肋骨折了，也要继续按压。

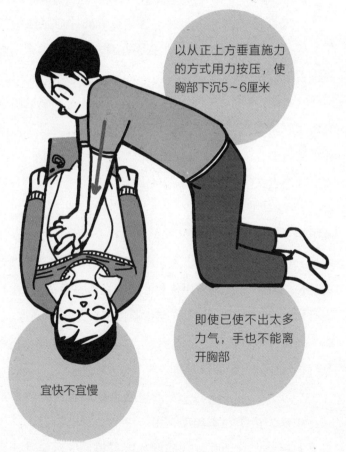

以从正上方垂直施力的方式用力按压，使胸部下沉5~6厘米

即使已使不出太多力气，手也不能离开胸部

宜快不宜慢

关键时刻如何采取迅速而又恰当的救命措施

　　我们无法预测心绞痛、心肌梗死等心脏病会在何时何地发作。或许很多人都认为挽救这类患者的性命是医生的工作。但是，绝大多数时候医生都不在事发现场。那么，谁能提供救治服务呢？

　　答案是，在场的家人、朋友、同事或正好在场的陌生人来实施"抢救措施"。换言之，能拯救因心脏病发作而濒临死亡的患者是"正在事发现场的市民"。

　　当患者在突然倒下，停止心跳或呼吸时，最好是马上拨打"120"叫救护车。只有老夫妇一起生活的家庭，当丈夫倒下后，妻子在拨打"120"前，往往会先给儿子或女儿打电话，告诉他们"爸爸出事了"。而这么做往往会使患者错失最佳的救治时机。因为抢救心脏病发作是争分夺秒的事，当呼救者和"120"接线员说"喂，怎么也想不到他……"时，大部分患者都已经因心室颤动发作而猝死。而心室颤动是一种几分钟内即会致人死亡的高致死性疾病。

　　不过，由心室颤动引发的猝死也是最容易抢救回来的一种疾病。由于心室颤动是由心电活动紊乱引起的，因此只要解决心电活动紊乱的问题，就有很大的可能性让心脏恢复正常。

想要救治心室颤动，电击这种抢救措施是必不可少的。如果在患者因心脏病发作而倒下后，马上用除颤仪给予患者电击，患者获救的可能性就很高。

医院中配有除颤仪，自不用说。除此之外，救护车中也有除颤仪。以前日本规定只有医生等专家才能使用除颤仪，但从2004年起，已改为无论谁都能使用自动体外除颤仪。现在日本很多大城市的公共场合也已配备了自动体外除颤仪。虽然自动体外除颤仪进入中国已经十几年了，但知道它的人不多，会用的人更少，所以，在中国普及、学习自动体外除颤仪的使用方法是当务之急。

可以救心脏病发作者一命的自动体外除颤仪

在日本自动体外除颤仪（AED）和灭火器一样，被安放在可供不特定多数人使用的设施中。

为了让在场的人能在发生紧急情况时正确使用除颤仪，还附有声音解说功能。

日本规定日本职业足球联盟在所有比赛会场都必须配备自动体外除颤仪。而且，有能力配备自动体外除颤仪的企业也正在增加中。

附有声音解说功能的自动体外除颤仪

自动体外除颤仪的使用方法

心室颤动是由心电活动紊乱引起的一种心律失常。而如果能让高电流流经心脏的周围，且进展很顺利，就能让心室颤动不再持续，并在转瞬间让心跳恢复正常节奏。

能产生电击的治疗器具是自动体外除颤仪（AED）。自动体外除颤仪是一种能判断出患者是否需要电击的急救设备。使用方法很简单，只要按照语音提示操作，无论谁都能操作成功。

当"人已经倒下""或许心脏已停止跳动"时，我们无暇发呆。这时我们应马上拨打急救电话呼叫救护车，并使用自动体外除颤仪。在等待期间，还应给患者做心肺复苏（气道管理、胸外按压）。有机会，尽量参加"自动体外除颤仪的使用方法与心肺复苏讲座"来学习相关知识。

自动体外除颤仪的使用方法

为了能在危急时刻伸出援助之手，请提前了解自动体外除颤仪的使用方法吧！

呼喊患者，确认是否还有意识

首先，应边拍打肩部，边呼喊患者。如果患者能睁开眼睛或活动手脚，可判断为"有意识"。而如果没有任何反应，则可判断为"没有意识"。

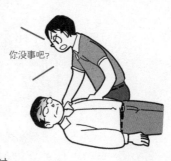

你没事吧？

●当患者有意识时

先让他以舒服的姿势躺着，再呼叫救护车（见194页）。具体做法是，松开束缚其身体的衣物，让他以容易呼吸的侧躺姿势躺着后，观察患者的状态。为了防止万一，请给急救中心打电话。

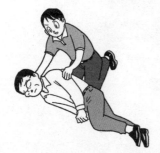

●当患者没有意识时

向他人求助，请他帮忙呼叫救护车。如果他人没有反应，应大声求助，并明确说出自己的请求，如"请帮忙拨打120呼叫救护车""如果附近有自动体外除颤仪，请帮我取来"等。

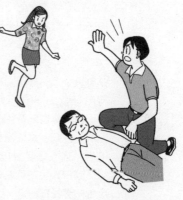

2 当患者没有呼吸时
给患者做胸外按压。

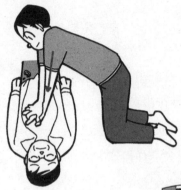

3 当自动体外除颤仪被取来后
当自动体外除颤仪被取来后，从箱子中取出除颤仪，接通电源。

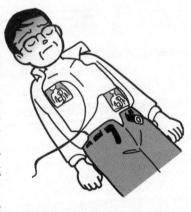

4 安放电极板
解开患者的衣服，让其胸部保持裸露状态。剥下电极板的贴纸，将其粘附面贴在右胸锁骨的下方和左胸的下方（电极板的安放位置可以通过看袋子上的标示图确认）。将电极板贴在这两处地方后，机器会自动开始分析心电图，并判断是否需要实施电击。当无须实施电击时，应在救护人员抵达前一直给患者做胸外按压。

5 **实施电击**

语音系统一发出"需要实施电击"的指示，除颤仪就会开始
自动充电。当充电完成后，应先确认没有任何人触碰患者，
然后按下电击按钮。

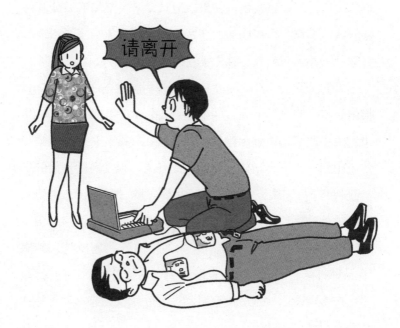

6 **继续做胸外按压**

实施电击后，在患者恢复神智前或救护人员抵达前，接着给
患者做胸外按压。

后记

　　急性心肌梗死、不稳定型心绞痛等冠心病是需要尽早实施急救治疗的危重疾病。如果在冠状动脉突然堵塞后让其保持原状，不仅会出现胸痛的症状，约有三成人会当场出现心室颤动，并继而陷入心脏停止跳动的状态。

　　人们经常把"Call and Push"视为救命的关键。"Call"指的是：呼叫倒下的人，问他是否要紧；呼叫"120"；叫身边的人去取自动体外除颤仪。而"Push"指的是"按压胸部的正中间、按下自动体外除颤仪的开关、推动踌躇不前的自己赶快行动"。从患者的成活率来看，既呼叫救护车又使用自动体外除颤仪比光呼叫救护车要有效得多。

　　近来，日本配有自动体外除颤仪的公共场所越来越多了。我们在上下班的途中也能看到自动体外除颤仪的身影。平时应多留意哪些地方配有自动体外除颤仪，将有助于你在危急时刻救人一命。

　　发作时心脏未停止跳动的七成人也必须马上送医院。因为这类人不知何时会出现心室颤动，所以自己开车或打车去医院等省钱的方法，最好不要选择！

心绞痛、心肌梗死无论何时出现在谁的身上，都不是一件奇怪的事。因此，提前做好预防工作非常重要。

三田村秀雄

国家公务员共济工会联合会立川医院院长

图书在版编目（CIP）数据

你的心痛我在乎：图解冠心病的预防与治疗/（日）三田村秀雄监修；周志燕译. — 北京：中国轻工业出版社，2018.2

ISBN 978-7-5184-1713-1

Ⅰ. ①你… Ⅱ. ①三… ②周… Ⅲ. ①冠心病-防治-图解 Ⅳ. ①R541.4-64

中国版本图书馆CIP数据核字（2017）第287769号

责任编辑：孙苍愚　侯满茹　　责任终审：张乃柬　　封面设计：锋尚设计
版式设计：锋尚设计　　　　　责任监印：张京华

出版发行：中国轻工业出版社（北京东长安街6号，邮编：100740）

印　　刷：艺堂印刷（天津）有限公司

经　　销：各地新华书店

版　　次：2018年2月第1版第1次印刷

开　　本：145×210　1/32　印张：6.5

字　　数：220千字

书　　号：ISBN 978-7-5184-1713-1　定价：35.00元

邮购电话：010-65241695

发行电话：010-85119835　传真：85113293

网　　址：http://www.chlip.com.cn

Email：club@chlip.com.cn

如发现图书残缺请与我社邮购联系调换

160555S2X101ZYW